含章·生活轻图典

血压这样降 最有效

温玉波　陈飞松　主编

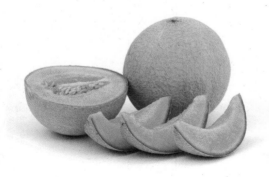

江苏凤凰科学技术出版社·南京

中西结合，远离高血压

血液是为人体各部分输送营养物质的最有效介质，而血压则是血液在血管内流动时，对血管壁产生的一种压力，是推动血液在血管内流动的动力。正常健康的血压，是血液在体内循环流动的最基本前提，因此让血压在多种内外因素的作用下依旧保持正常，具有非常重要的健康意义。

那么，正常、稳定的血压对人体健康究竟有什么重要意义呢？从正面的角度看，最基础的意义即是能够保证内脏各器官的血液供应；从负面的角度看，血压过低会导致人四肢冰冷、呼吸困难，血压过高则易引发高血压病，而高血压是引发心脑血管病及心肌梗死等其他危险疾病的最主要因素。

我在临床上发现，作为高血压的首要治疗理念，降压是一个很重要的指标，但结合目前当下高血压患病人群年轻化的趋势，我们在治疗时不应仅仅局限于降低血压值，如何在降压过程中，为已经或接近损伤的脏器修复、调养才是我们更需要重视的。

我的建议是，患者在治疗高血压时，要注重中西结合。利用药物降压的同时，也要采纳中医师和营养师的建议，选择一些中药与西药搭配，或者根据中医的体质类型理论，辩证地服用西药。

本书从现代医学、传统中医和营养学的角度出发，系统阐述了现代人对高血压理应具备的疾病知识包括病因病理、预防措施、治疗原则、饮食方案、运动方案等。书中对于很多内容坚持了科学、客观、正确的表述，但并不涉及过于高深专业的理论知识，是一本读者读后能够从中寻找到最佳康复建议的实用书。

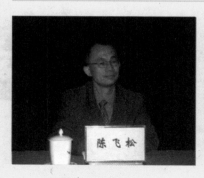

陈飞松 教授

中国中医科学院研究员

北京中医医院主任医师

北京亚健康防治协会会长

中华亚健康学会执行会长

中华中医药学会内科分会委员

世界针灸学会联合会考试委员会副秘书长、教授

◀ 阅读导航 ▶

降压关键词
总体介绍食材的独特营养成分，全面解读对人体的益处。

食材名称
把食材归类划分，阅读时方便查找。

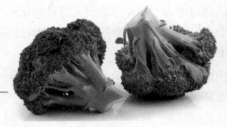

西兰花
清爽开胃、利水降压

降压关键词：胡萝卜素
西兰花中含有一种名叫SGS的物质，对人体有缓解焦虑、稳定血压的作用。西兰花还富含胡萝卜素和各类维生素，有助于预防心血管疾病，延缓衰老。

别名：花菜、菜花、椰菜花。
适宜人群：一般人群均可食用。
性味：性凉、味甘。
主产地：全国各地均有栽培。
主治疾病：久病体虚、肢体软、耳鸣健忘。
主要功效：补肾填精、健脑壮骨、补脾和胃。

食材档案
介绍食材的性味、产地、热量、功效等方面的内容，食材的具体信息一目了然。

热量：26kcal/100g　每日食用量：150～200g

✔ 专家教你这样吃

专家教你这样吃
营养学专家对于食材的烹饪手法、食用宜忌进行详细说明，教你吃得对、吃得好。

西兰花不宜过度烹饪，否则会使营养成分大量流失。可搭配甘蓝、萝卜等其他蔬菜，能促进人体对营养的吸收。烹饪时不宜用香料，因为香料容易破坏菜中的抗氧化剂。

 +
西兰花　　芥末

两者搭配，能为人体补充黑芥酶，有助于防癌抗癌。

 +
西兰花　　金针菇

营养丰富而全面，有助于提高免疫力，降血压。

♨ 养生食疗

养生药膳
介绍食疗效果显著的药膳配方，对症饮食，吃出健康。

西兰花炒虾仁

材料：
西兰花200g、虾仁100g、食用油8mL、食盐5g。
制作方法：
① 西兰花焯熟，捞出沥水，虾仁用食盐腌好。
② 锅中放油烧热，放虾仁炒至5成熟，放西兰花，最后加适量食盐调味即可。

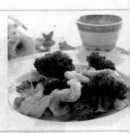

92　血压这样降最有效

经典降压药膳大集合

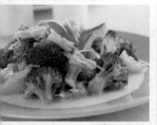

什锦鲜蔬

料					
胡萝卜	100g		食盐	3g	
西兰花	100g	B	食用油	5mL	
青、红椒	50g		水淀粉	10mL	

胡萝卜　　青、红椒　　西兰花

法

胡萝卜削皮，洗净切块；西兰花切小朵洗净；青、红椒洗净后切片。把胡萝卜、西兰花入沸水焯余2分钟捞出过凉沥水。

炒锅倒油烧热，倒入所有食材翻炒至熟，调入盐，水淀粉勾芡炒匀即可。

效

此菜营养丰富，富含维生素和膳食纤维，有助于人体排出毒素，增强免疫力，延缓衰老。

西兰花炒牛柳

材料

	牛肉	400g		料酒	6mL
A	西兰花	200g	B	白胡椒粉	3g
	蒜末	20g		食盐	3g

西兰花　　牛肉　　大蒜

做法

❶ 牛肉洗净切薄片，用料酒、白胡椒粉拌匀腌10分钟；西兰花切小朵洗净，沸水焯烫1分钟，捞出过凉沥水。

❷ 炒锅倒油烧热，放入蒜末爆香，放入牛肉快炒，再放入西兰花翻炒，调入食盐炒匀即可。

功效

牛肉有补中益气、滋养脾胃、强健筋骨等功效；西兰花则可促进骨骼和牙齿生长，增强记忆。

药膳高清大图
将药膳实物清晰生动地呈现在读者面前，使读者一目了然。

烹饪流程
详细介绍每道药膳所需的材料、制作步骤及该道药膳的功效，读者自己在家便能轻松学会。

健康美味提示
特别提示与药膳相关的生活健康小常识，使食疗发挥最大功效。

健康美味提示

食物分成酸性食物和碱性食物两种。所谓酸性食物，是指食物在人体中成的是酸性的代谢物，碱性食物则反之。

从健康角度出发，人体在一般情况下是呈现出酸碱平衡的状态。因此，在日常食材的选择上，我们也要注重酸碱平衡搭配。

93

5

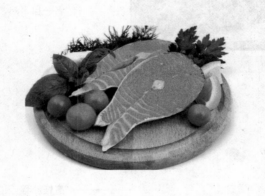

目录 Contents

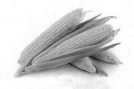

玉米

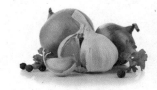

大蒜

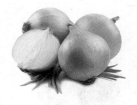

洋葱

Part3　选对平稳血压的食材

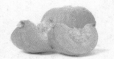

南瓜

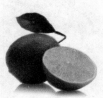

柠檬

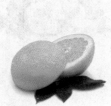

柚子

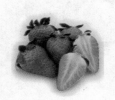

草莓

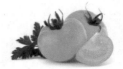

西红柿

Part 4　运动健身平稳血压

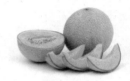

哈密瓜

Part 5　中医降压疗效显著

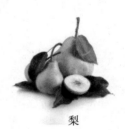

梨

Part 6　高血压的四季养生计划

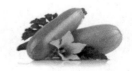

西葫芦

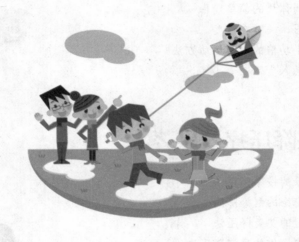

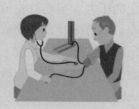 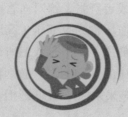 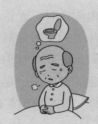

Part 1

高血压是人类健康的无形杀手

据调查，高血压患者如果不接受治疗，那么他们的平均存活年限只有19年，平均寿命只有51岁。世界卫生组织发布数据，全世界每年死于高血压的人数大约是1200万。但是，如果患者积极采取治疗措施，死亡率则至少可以减少50%。在医学界，高血压被称为"无声的杀手"，把其对人体带来的危害控制到最低程度，是治疗高血压的关键。

什么是血压？

血压指血管内血液对于单位面积血管壁的侧压力，即压强。血管分动脉、静脉和毛细血管，因此血压也分动脉血压、静脉血压和毛细血管血压。美国预防、检测评估与治疗高血压全国联合委员会认为，血压的最佳标准是：120/80mmHg。

➕ 血压是怎样形成的

人体的循环系统包括血液系统和淋巴系统，它们之间相互连接，构成一个基本上封闭的"管道系统"。正常的心脏是一个强有力的肌肉器官，就像一个水泵，它日夜不停地、有节律地搏动着。心脏一张一舒，使血液在循环器官内川流不息。血液在血管内流动时，无论心脏收缩或者舒张，都对血管壁产生一定的压力。当心脏收缩时大动脉里的压力最高，这时的血压称为收缩压（高压）；当左心室舒张时，大动脉的压力最低，此时称为舒张压（低压）。平时我们所说的"血压"，实际上是测定上臂肱动脉的血压值，是大动脉血压的间接测定。通常我们测量血压，右侧与左侧的数值不一样，最高可相差10mmHg(毫米汞柱)，最低则相差不到5mmHg。

➕ 决定血压的因素

就像电压是由电流和电阻决定的一样，血压是由血流（容）量和总外周阻力这两大因素决定的。血流量指心脏每次收缩射出的血液量，即心脏每搏输出量，简称心输出量。血管内的血压，犹如自来水管里的水一样，水对水管的压力，犹如血液对血管壁的压力。水的压力取决于水塔里的水的容量和水管的粗细，水塔里的水越多，水管越细，水对水管壁的压力就越大，反之亦然。血压也是如此，当血流量增加，血管阻力增大时，血压就会上升。例如，运动时精神处于紧张状态，此时血流量和血管阻力均增加，血压也就会因此升高。

大多数高血压病，特别是高血压病初期，都是由于血管阻力异常增大、心率增快、血流量增加而引起。而低血压刚好相反，如在急性心肌梗死的急性期，心脏收缩减弱，血流量减少，血管阻力降低，于是导致血压下降。

综上所述，血压主要是由血流量和血管阻力决定的，但这不是唯一的因素。还有一些因素，如血液的黏稠度、血容量、神经调节系统等可以影响血流量和血管阻力的因素，都能够引起血压的变化。

➕ 稳定血压具有重要意义

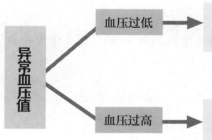

血压过低 → 头晕头痛、食欲不振、直立性眩晕、四肢冰冷、呼吸困难、发音含糊。

血压过高 → 易引发动脉粥样硬化、冠心病等心血管疾病，并导致心力衰竭。

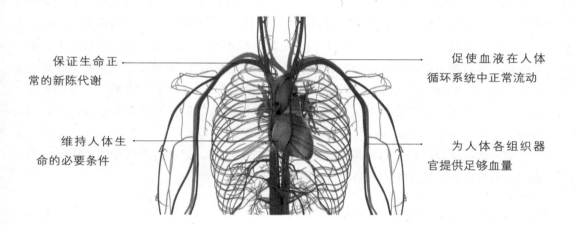

保证生命正常的新陈代谢

维持人体生命的必要条件

促使血液在人体循环系统中正常流动

为人体各组织器官提供足够血量

➕ 血压是循环波动的

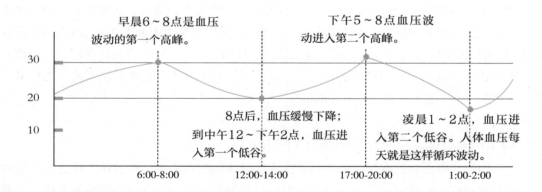

早晨6～8点是血压波动的第一个高峰。

下午5～8点血压波动进入第二个高峰。

8点后，血压缓慢下降；到中午12～下午2点，血压进入第一个低谷。

凌晨1～2点，血压进入第二个低谷。人体血压每天就是这样循环波动。

6:00-8:00　　12:00-14:00　　17:00-20:00　　1:00-2:00

一天中，正常人的血压波动幅度在20～30mmHg，并且有两次高峰和两次低谷。每天清晨是人体血压变化程度最大的时间段，在这个时间段内很容易发生心源性猝死、心肌梗死、不稳定性心绞痛以及脑卒中。高血压患者每日最好在血压高峰到来前服用降压药，这样有助于保持血压平稳。

定时检测、保护生命

测量血压，居家自诊血压值

血压具有波动性特征，要连续多日反复测量才能判断血压是否在持续升高。正常血压值的范围是收缩压90~130mmHg，舒张压60~90mmHg。

➕ 学会准确地测出血压

血压测量不要在上厕所、开会、运动、吃饭、吸烟、饮酒、喝咖啡及受凉后30分钟内进行。测血压前要保持安静状态5分钟以上，并且室内要保持安静，室温在20℃左右。

测右臂肱动脉，以坐位血压为准，测量时上臂不要被衣袖所压迫，手掌向上，不要握拳，手臂测量部位的高度与心脏水平，与身体呈45°角。将袖带充气至桡动脉搏动消失再加30mmHg后，立刻放气，使水银柱下降速度为2mmHg/秒，听到第一音即为收缩压，当声音不再呈排击性并完全变闷、变弱时听到的最后一音则为舒张压，最后袖带放气，压力回至零点。

第一次测量血压后，可间隔2分钟后再复测2次以上，记录每次所测的血压值，最后取所有读数的平均值作为最终测得的血压值。

➕ 自测血压，人人都能做

受测人在家中或者其他环境中自己进行血压测量的情况，称为自测血压。受测人可以采用水银柱血压计，但是必须事先经过培训并掌握柯氏音听诊法。一般来说，自测血压时要使用符合国际标准(ESH和AAMI)的上臂式全自动电子血压计，不建议使用半自动、手腕式和指套式电子血压计。自测血压时，需要重复测量3次，每次间隔两分钟，取3次读数的平均值，同时还要记录测量日期、时间、地点以及活动情况。自测血压的数值普遍低于诊所偶测的血压值。目前关于自测血压正常值并没有统一的标准，通常的正常上限参考值为140/90mmHg。

➕ 高血压患者要经常测量血压

目前高血压病已发展成为严重危害人们健康的疾病之一，许多病人缺乏应有的自我保健意识，不注意定期监测血压，最后往往导致病情加重或引起严重并发症。一般情况下，高血压病人在血压升高时，常会感到头晕、头痛、乏力等。如不能定期监测血压并以此指导用药，在某些诱因的促发下，很容易发生心、脑、肾等严重并发症，甚至危及生命。据报道，因高血压导致脑出血的占70%，其中不能定期检测血压者占八成。由此可见，高血压病人平时定期检测血压是多么重要。

✚ 自测血压好处多

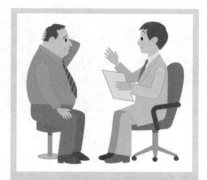

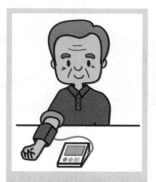

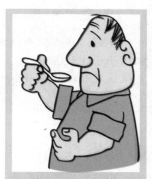

为医生提供特殊时间的血压水平和血压的变化规律，对医生早期诊断高血压具有重要的参考价值。

自己定期量血压，有助于排除类似紧张、激动等"高血压假象"。

有助于医生根据血压的波动调整治疗方案和降压用药，并且有益于观察患者的并发症和急诊救治。

✚ 正确选择血压测量仪

血压测量仪	优点	缺点
	适用于患有高血压、糖尿病、高血脂这类血液循环障碍疾病的人群	体积较大，不适合外出携带
	操作简单、使用方便	对使用人群有手臂外围的限制
	体积小巧、便于携带	不适合用于患有血液循环障碍疾病的人群
	手腕处灵敏度高	手腕血压与上臂血压常有差别，测量不准确

　　血压计使用时要平稳放置，且需定期检查，如果出现水银不足、水银柱上端通气孔阻塞或水银柱出现气泡等情况时，要及时检修。

　　测量时，血压计充气不宜过高、过猛，使用后要把袖带内的空气放完再卷好放置，充气的橡胶球也要放在固定位置。如水银柱上有开关，用完后要记得关闭。

　　如果血压计听不清或有其他异常情况，则要重测血压。先让汞柱降到"0"点再测，必要时测量双上臂以便做对照。

高血压到底有多"高"

目前，我国把血压水平分为正常血压、理想高值、高血压三种。其中理想血压的收缩压小于120mmHg，舒张压小于80mmHg；正常高值的收缩压在120～139mmHg，舒张压在80～89mmHg；高血压的收缩压在140mmHg以上，舒张压在90mmHg以上。

✚ 原发性高血压和继发性高血压

2005年，美国高血压学会提出了高血压的新定义，认为高血压是一个由许多病因引起的、处于不断进展状态的心血管综合征，可以导致心脏和血管功能与结构的改变。其中，凡是导致人体血压升高、病因不明的高血压，都被称为原发性高血压；能够查出明确病因的高血压，都被称为继发性高血压。在高血压的患病人群中，原发性高血压比例大约占90%～95%，继发性高血压大约占5%～10%。与原发性高血压相比，继发性高血压患者患有心血管疾病、脑卒中、蛋白尿和肾功能不全的危险性通常更高。不过一旦查出病因，并有效去除或控制病因后，继发性高血压通常可以被治愈，至少病情可以得到明显改善。

✚ 正常血压和异常血压

高血压患者不进行治疗，任其自然发展，则会明显加速动脉硬化进程，平均患病后13.9年发生脑卒中、急性心肌梗死；若经治疗后降低血压，就可以减少脑卒中和心肌梗死的发生，减少高血压对肾脏、眼底等器官血管的损害。

血压水平的定义和分类

类别	收缩压（mmHg）	舒张压（mmHg）
理想血压	<120	<80
正常血压	<130	<85
正常高值	130～139	85～89
1级高血压（轻度）	140～159	90～99
亚组：临界高血压	140～149	90～94
2级高血压（中度）	160～179	100～109
3级高血压（重度）	≥180	≥110
单纯收缩性高血压	≥140	<90
亚组：临界高血压	140～149	<90

　　即使是轻度血压升高，对健康和寿命也有很大影响。据美国大都会人寿保险公司报道：35岁的男性，血压≤120/80mmHg者，预期寿命为77岁，而血压≥150/100mmHg者，预期寿命为60岁，这表明轻度高血压升高者可减寿17年。

✚ 严谨分类，对症施治

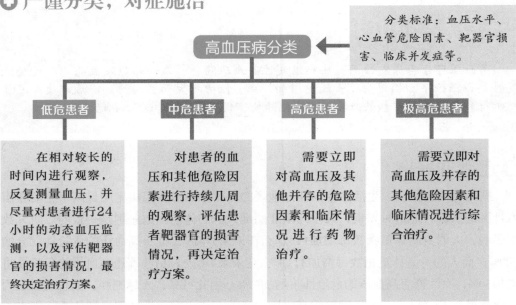

分类标准：血压水平、心血管危险因素、靶器官损害、临床并发症等。

高血压病分类

低危患者	中危患者	高危患者	极高危患者
在相对较长的时间内进行观察，反复测量血压，并尽量对患者进行24小时的动态血压监测，以及评估靶器官的损害情况，最终决定治疗方案。	对患者的血压和其他危险因素进行持续几周的观察，评估患者靶器官的损害情况，再决定治疗方案。	需要立即对高血压及其他并存的危险因素和临床情况进行药物治疗。	需要立即对高血压及并存的其他危险因素和临床情况进行综合治疗。

✚ 高血压危险程度一览表

其他危害因素和病史	血压（mmHg）		
	1级高血压	2级高血压	3级高血压
无	低危	中危	高危
1~2个其他危险因素	中危	中危	很高危
3个以上其他危险因素或靶器官损害	高危	高危	很高危
临床并发症或合并糖尿病	很高危	很高危	很高危

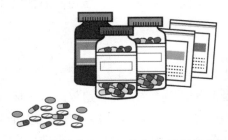

药物性高血压，是指常规剂量的药物本身或者该药物与其他药物之间发生相互作用，使得血压升高，属继发性高血压中的一种。

如果患者的收缩压大于140mmHg，舒张压大于90mmHg，就可以考虑其是否属于药物性高血压。激素类药物、中枢神经类药物、非类固醇类抗炎药物、中草药等，都有可能引起血压升高。一旦确诊高血压和服用某类药物有关，患者须立即停止使用该药物并换用其他药物，或者使用降压药治疗。

导致高血压的罪魁祸首

高血压可分为原发性高血压和继发性高血压两种。无论是原发性高血压还是继发性高血压，早期均是由于血流量增加，血管阻力增大而引起的。以后即使血流量增加得到了改善，但如果血管阻力未能降低，仍可持续在高血压状态。

➕ 肥胖非好事

据相关资料显示，生活在中国北方地区的人群，高血压患病率明显高于生活在南方地区的人群，而这种差别，几乎与南北两地人群的体重指数差别是一致的。研究数据表明，人的身高体重指数每增加1，那么在未来5年内，罹患高血压的危险性就会增加9%；而人的身高体重指数每增加3，那么在未来4年内，男性罹患高血压的危险性将增加50%，女性罹患高血压的危险性将增加57%。由此可见，人越肥胖，罹患高血压的危险性就越高。反之，如果肥胖的高血压患者能够持之有效地减肥，把体重降下来，那么血压水平也会明显下降，并有助于血压的稳定。人体标准体重指数的计算公式为 $BMI = 体重(kg)/身高m^2$。指数>25即为超重；指数>30则为肥胖。

➕ 高盐不宜食

与西方人的饮食结构相比，中国人饮食结构中的钠盐含量明显偏高。中国北方地区饮食中的钠盐含量又明显高于南方地区。据调查数据显示，北方地区每人每天平均食盐量为12～18g，而南方地区，每人每天平均食盐量仅为8g左右。人体摄入的钠盐一旦过量，血管中的水分就会明显增加，血管壁受到的压力就会增强，从而引起血压升高。另外，过多摄入钠盐还会加重心脏和肾脏的负担，容易诱发心脑血管疾病。这是因为当血管内的压力升高后，心脏的负荷就会增加，并逐渐引起心肌肥大、心衰、肾功能异常等症状。此外，我国的饮食结构中除了钠盐量偏高，钾、钙、蛋白质的含量都偏低，这种现状加重了高钠对血管的不利影响。

➕ 遗传因素是主要原因

许多研究表明，高血压病与遗传因素、环境因素有密切关系，而且遗传因素比环境因素更有关联。一项调查显示：血压受遗传因素影响。同样的环境，高血压患者子女的高血压发病率远高于无高血压病人的子女。据北京市1999年高血压普查结果表明，父母一方有高血压者，其子女高血压患病率是无高血压家族的1.5倍；父母双方均有高血压者，其子女高血压患病率是无高血压家族的2～3倍，这个结果与日本的调查基本相符。

✚ 吸烟最害人

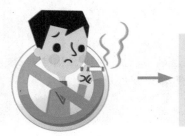

人体抽吸一根香烟

心率每分钟的搏动增加5～20次，血管收缩压增加10～25mmHg。

→ 香烟中的尼古丁具有使中枢神经和交感神经兴奋起来的作用。

尼古丁的危害

尼古丁会促使肾上腺释放出大量的儿茶酚胺，令小动脉收缩，从而致使血压升高。

尼古丁会刺激血管中的化学感受器，从而可能反射性地引起血压升高的症状。

长期大量吸烟，可能促使高血压患者的大动脉粥样硬化，小动脉内膜逐渐增厚，令整个血管逐渐硬化。

吸烟会令血液中一氧化碳血红蛋白的含量增多，降低血液的含氧量，导致动脉内膜缺氧，会使动脉壁内脂的含氧量增加，所以也会加速动脉粥样硬化的形成。

✚ 高血压，辨证说酒

烈性白酒，更容易诱发高血压。

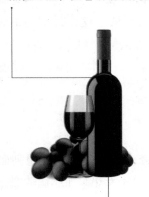

并非所有的酒都对人体有害，也并非所有人都不应该饮酒。在日常生活中，如果每天喝少量红葡萄酒，对健康是有好处的。

和不饮酒的人相比，经常饮酒的人在未来4年内罹患高血压的危险性增加40%。

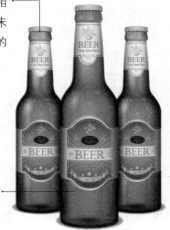

高浓度的酒精会导致动脉硬化，使高血压症状加重。

高血压只与遗传基因密切相关，并非遗传性疾病

自测：你离高血压有多远

健康的身体也需要良好的管理，更离不开对血压的关注和重视。相信科学，积极接受治疗，正确饮食和运动，无疑有助于高血压患者回归健康，远离疾病。

✚ 哪些人易患高血压

预防高血压的第一步，即要了解那些引起血压升高及诱发高血压的因素。高血压是在遗传、精神、生活方式、疾病等诸多原因的基础上发生的。由于脂肪等物质在血管内沉积，使得血管壁的动脉硬化，血管的管腔变得僵硬、狭窄，引起血压升高，并产生一系列的不良后果。根据引起高血压的危险因素，医学界提出了一些临床指标和生化指标。有高血压家族遗传史的人群，绝经后的女性，有吸烟史的人，患有糖尿病、高脂血症、肥胖的人等，都应高度警惕。另外，心理压力过大，长期处于精神紧张状态的人，如会计、司机等职业的工作者，也都容易患上高血压。

✚ 关爱生命，从小开始

对于父母亲有高血压、脑卒中、冠心病等病史，即家族史阳性的儿童来说，从小预防显得格外重要，因为危险因素增多的儿童，高血压患病率是正常儿童的3倍；肥胖儿童高血压患病率又是正常儿童的4倍；家族史阳性和肥胖的儿童其高血压患病率约为正常儿童的12倍。如果再加上不爱运动、嗜咸，患病率将进一步增高。因此，儿童期是第一关。不把好这一关，小学生时就很可能患上高血压病。第二关就是中年的快速进展期，男性以30～39岁进展最快，女性则以40～49岁进展最快。这个时期的生活、精神压力最大，应当尽量按照健康四大基石去延缓动脉硬化进程。第三关是中老年的发病期，这时期最关键的是要预防触发因素，防止发病诱因，如情绪激动、过度用力、体位突然变化等。

✚ 高血压为什么会"遗传"

大约60%的高血压患者都有高血压病的家族史。据调查，凡是父母一方患高血压的，子女患高血压病的概率有28.3%；父母双方均患高血压的，子女患高血压病的概率高达46%；但是，如果父母都无高血压，子女罹患高血压的概率只有3.1%。所以，高血压病和遗传密切相关，但它只与遗传基因密切相关，而并非遗传性疾病。也就是说，如果父母或上辈直系亲属中有高血压患者，那么子女患这种病的机会就会多一些。

⊕ 测一测，你容易罹患高血压吗？

危险因素	得分	记分	危险因素	得分	记分
父母都有高血压	25		每日摄入食盐量少于5g	0	
父母一方有高血压	15		每日摄入食盐量多于5g	每增加2g加5分	
父母均无高血压	0		男性标准体重（kg）：身高（cm）减105 女性标准体重（kg）：身高（cm）减110	每超过10kg加2分	
年龄40岁以上	每增加1岁加0.5		每天运动1个小时	0	
年龄在40岁以下	0			一周运动少1天加1分	
你是男性	5		精神总是高度紧张	2	
你是女性	0		抽烟	2	
生活不规律	1		饮酒	2	
计算总分（　　）：总分越高，罹患高血压的风险越高。					

⊕ 肥胖、高盐、吸烟，是否与你如影随形

在25～40岁的人群中，正常体重的人罹患高血压的概率是11.3％，肥胖人士的患病率是44.5％；在40～60岁的人群中，正常体重的人患高血压的概率是29.1％，肥胖人士的患病率是54.1％。60岁以上的人群中，正常体重的人，患高血压的概率是54.2％，肥胖人士的患病率是72.1％。

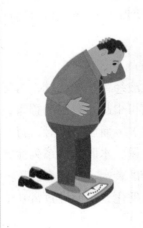

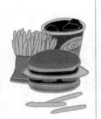

日常饮食中摄入钠盐量多的人，罹患高血压病的概率也比较高。因为高钠会令血压升高，低钠则有助于降低血压。

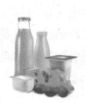

高钙和高钾饮食有助于降低高血压病的发病率。

看似独立的疾病，实际却是引发心脑血管病变的危险因素

高血压的N宗罪

根据高血压发病的缓急和病程进程，可以分为缓进型高血压和急进型高血压。高血压病患者早期通常没有明显症状，因此很容易被患者忽视。它看似是一种独立的疾病，实际上却是引发心脑血管和肾脏病变的危险因素。

➕ 高血压的征兆

高血压病的临床表现，往往因人、因病而异。某些病人起初可能没有任何症状，有些则很像神经症，如不测量血压很容易造成误诊。特别要注意的是，病人的症状并不一定与血压的高低成正比。有些病人血压不太高，症状却很多；而另一些病人虽然血压很高，症状却不明显。大多数早期高血压患者可以没有任何症状。患了高血压病有无症状取决于血压的水平、内脏器官有无损害及个人的耐受性。如果在精神紧张、情绪激动或劳累后出现头晕、头痛、眼花、耳鸣、失眠、乏力或注意力不集中等症状，其最常见的原因就是高血压。

➕ 无明显症状更需注意

同样是高血压患者，不同人的症状也不尽相同。多数高血压患者会出现我们前面提到的一些症状，但是另外一些高血压患者，由于高血压损伤血管和靶器官是一个较为长期的慢性过程，在各器官的功能处于代偿期或损伤尚未达到一定程度时，就没有以上这些症状。患者自己毫无感觉，甚至不知道自己已患有高血压，直到各器官的病变到了失代偿期或病变达到了一定程度，出现冠心病、心肌梗死、一过性脑缺血或发生肾功能损害时，才发现有高血压病，并且开始治疗。这时高血压引起的很多病理改变已经不可逆转了。这就像冰山在海里看不见，但是它是航海的潜在危险因素。

➕ 高血压，肾脏的杀手

肾脏是人体主要的排泄器官，血液经肾小球滤过，再经肾小球选择性重吸收后形成尿液排出体外。临床上有许多疾病可引起对肾脏的损害，如高血压、细菌性炎症、免疫系统疾病（如系统性红斑狼疮等）。血压升高时，肾小球滤过能力和肾小球重吸收能力下降，患者会出现蛋白尿、血尿、水肿等一系列症状。随着病情的发展，最后出现肾功能不全（氮质血症）、肾功能衰竭，只能靠透析或肾移植才能延长患者的生命。总之，高血压可引起肾脏的动脉硬化，从而导致肾功能损伤，而肾脏功能损伤又进一步加重了高血压病。

✚ 高血压，眼睛的敌人

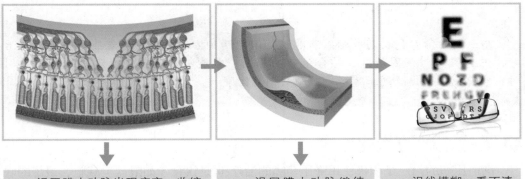

| 视网膜小动脉出现痉挛、收缩的现象，小动脉血管变细。 | 视网膜小动脉继续硬化，情况严重者甚至会细若铜丝。 | 视线模糊，看不清楚东西，还可能产生物体变形的情况。 |

✚ 谨防高血压"毒害"大脑

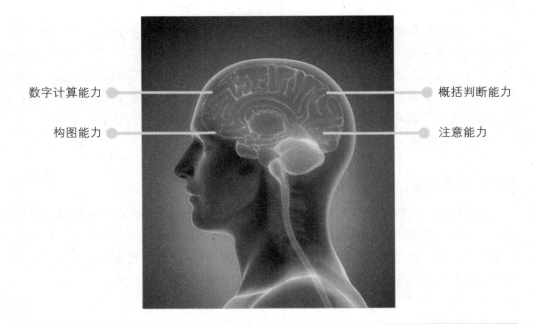

数字计算能力　　　　　　　　　　　　概括判断能力

构图能力　　　　　　　　　　　　　　注意能力

　　据研究，高血压有损大脑的认知功能。一般来说，如上图所示几个方面都与职业有着密切的关系。一些曾经从事相关职业的老年高血压患者基本上都已经离开了工作岗位，所以当他们在这方面的能力开始衰退时，不容易引起重视，即使偶尔发现了，也通常被误以为是一种正常的良性衰退。这种情况如果不能及时得到治疗，就会逐渐发展并恶化，最终引发老年性痴呆，严重影响老年高血压患者的生活质量。

遵循科学的治疗原则

高血压的治疗包括药物治疗和非药物治疗两种方法，只要患者能够坚持科学治疗，并遵循针对病因治疗、综合治疗的原则，就能够在避免产生治疗副作用的同时，促使血压平稳降到正常水平，顺利拥有健康。

➕ 坚持正确的治疗原则

高血压病的治疗是积极使用降压药物的治疗,也是饮食（如限盐）减肥、锻炼的联合治疗。因此，治疗主要从健康的生活方式和药物治疗两个方面进行。健康的饮食和生活方式主要是指限制食盐的摄入、合理膳食、戒烟戒酒、减肥、减少应激等。对于轻度高血压患者，特别是有脑卒中、心肌梗死的家族史，尚未出现靶器官损害的高血压患者，坚持健康的饮食习惯和生活方式就可能达到降压康复的目的。

➕ 相信科学，百岁不老

要达到人与自然和谐相处，健康快乐一百岁，病人自己的积极参与和正确抉择是决定性的因素，正如2500年前古希腊名医希波克拉底所指出的："病人的本能就是病人的医生，而医生是帮助本能的。"但是，这并不是说自己可以胡乱做主张，而是要尽量做好医生要求的每一件事情！因此，对于高血压患者，摆脱高血压的关键是：相信科学，保持营养均衡的食物，合理用好药物。进行恰到好处的运动按摩和理疗，养心安神，清心延年。

➕ 均衡的营养是养生的物质基础

营养均衡，人体才能井然有序地进行着正常的生理活动，才能维护好我们身体的质量。其实，饮食中的营养均衡非常重要，就如同一颗颗螺丝钉和螺丝帽，稳固着我们的健康，多一颗是累赘，少一颗影响整体健康。虽然有些不良影响可能需要10年、20年或30年才能明显地显现出来，但这种影响造成的后果却难以逆转。

✚ 病因治疗要及时

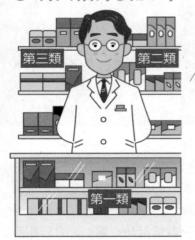

过于迷恋降压药

如果患者遇到血压水平极高，可是服降压药后效果极差，或者患者在30岁前就出现了高血压，或者患者有相关病史等情况，就不宜盲目服用降压药，而应该做进一步的检查，明确病因，对症施治。

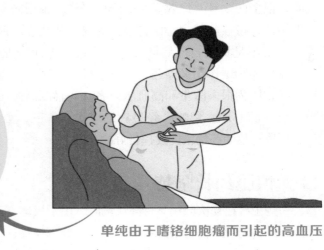

单纯由于嗜铬细胞瘤而引起的高血压

首先需要对嗜铬细胞瘤进行治疗，如果患者的病情属于良性，那么，只要手术切除了细胞肿瘤，根除了病灶，血压自然就能得到有效控制。

✚ 中医调理降血压

按摩法
利用中医推拿手法刺激相关穴位以达到降低血压的目的。

拔罐法
通过对某些穴位的较为强烈的刺激使得血压恢复正常水平。

艾灸法
利用艾条、艾柱等工具，灸治相关穴位，达到调理五脏、降血压的目的。

足疗法
中药浴足有助于稳定血压，对伴有失眠、脚膝疼痛等症状的轻中度患者有良好疗效。

中医认为，高血压是人体阴阳失调的结果。中医的治疗原则是调理脏腑功能，恢复阴阳平衡，治疗方法有按摩法、拔罐法、艾灸法、足疗法、刮痧法等。另外，中医典籍中还流传下来许多调理高血压的偏方、秘方，如银耳炖灵芝、醋泡花生米等。

降压药品种繁多，但并非每种药都适合所有高血压患者

降压用药须谨慎

在日常生活中，许多高血压患者因为缺乏服药常识和良好的服药习惯，步入服药的误区，结果不但影响疗效，甚至还伤害身体。

➕ 高血压用药避盲区

目前，降压药已有6大类100多种，其中许多是卓有成效的优秀药物。有确切证据证明，很多药物具有疗效显著、降压平稳、服用简单、副作用少的特点，高血压患者合理用药，可显著减少心血管事件的发生和死亡。但是目前情况是：第一，合理用药者太少，不是认为自己病情轻，既不进行专业调理也不服药，就是怕病情发展乱服药，发生药物副作用又停药，因此造成高血压病患者服药率低的状况；第二，专业治疗太晚，因为很多医生和高血压患者认为轻度高血压病人不治疗也有可能痊愈，因此抱着侥幸的心理，忽略已经患病的事实；第三，治疗不合理，药物配伍使用常不合理，导致有效的药物未能发挥良好的作用。

➕ 谨慎服药长坚持

一些患者在初次服用某种降压药时，由于机体不适应，可能产生心慌、晕厥等不良反应，这种情况称为首剂综合征。因此，像哌唑嗪这类容易引起首剂综合征的降压药，患者在刚开始服用时，剂量不宜太多，服用常用量的1/3即可，机体适应后再逐渐增加剂量。患者在服药过程中不宜擅自停药，即使血压降到了正常值，也要坚持服药，否则很容易引起停药综合征，即血压在短暂平稳后迅速回升反弹，回到治疗前的水平，而且还容易诱发心、脑、肾的各类并发症。患者在血压得到有效控制且降到正常水平之后，应该在医生的指导下，逐渐减少药物种类和剂量，不要随意自行停止服药。

➕ 血压降至正常范围就可以停药了吗?

除了很少数的早期轻型高血压外，大多数的高血压是终身性的。因此，需要长期或终身服药。如果血压正常就停药，同时停止专业的养生护理，多数人或早或晚还会患上高血压病。正确的方法是在血压得到有效控制并稳定至少1年后，在医生的指导下，在坚持专业养生护理的同时，逐步谨慎地减少药物的剂量和种类。以往高血压治疗经验显示：多数高血压患者需要长期服用降压药，轻易停药易引起停药综合征，诱发更为严重的心、脑、肾血管疾病。

✚ 正确选择复方降压药

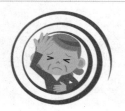

噻嗪类利尿剂有比较显著的降低收缩压的效果，适合老年单纯收缩期高血压的患者或有心衰表现的患者服用，但在服用过程中要注意避免血钾过低。

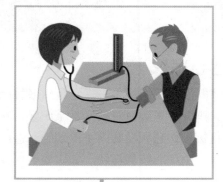

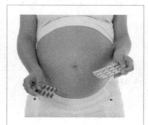

含有ACEI、ARB类的药物适合应用于患有糖尿病、心力衰竭、心肌梗死等病症的患者。此类药物切不可用于孕妇。

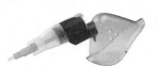

β受体阻滞剂常适用于高血压伴心绞痛、心律失常、青光眼和怀孕的患者，切不可用于哮喘患者。

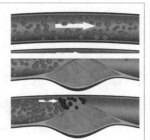

含有长效CCB的药物具有较好的防止脑卒中、血管性痴呆和抗动脉粥样硬化的作用，其对电解质代谢并无十分明显的影响。

了解药物成分	确认自身病情	咨询专业医生

例如，患有溃疡性疾病和精神抑郁症的患者，就不宜选用含有利血平成分的复方降压片、新降片，因为利血平能增加人体的胃酸分泌，加重溃疡和精神抑郁的症状。有肾脏疾病或动脉硬化的高血压患者，可以选择安速降压片、珍菊降压片，因为这两种药物有助于扩张血管，增加肾血流量。

警惕高血压并发症

高血压并不可怕，可怕的是它的并发症。高血压病发后会危及心脏、大脑、肾脏等人体重要器官，患者如果不能及时发现并加以注意、治疗，很容易延误最佳治疗时间甚至危及生命。

✚ 高血压，谨防冠心病找上门

冠心病是危害人类健康的最主要疾病之一。它是由多种因素损伤冠状动脉内上皮细胞，造成冠状动脉硬化，进一步导致血管狭窄甚至闭塞，在临床上出现心绞痛及心肌梗死的症状。高血压能直接损伤冠状动脉内上皮细胞，造成脂质沉淀和动脉纤维化及粥样斑块的形成，在临床上出现心绞痛症状。如病变继续发展，斑块破裂，脂质外溢至血管内形成血栓，阻塞血管腔，就会发生心肌梗死。所以高血压是冠心病和心肌梗死的元凶。高血压时循环阻力增加，心脏必须加倍工作，心肌细胞相应肥大，间质纤维增生，久而久之形成左心室肥厚，引起各种类型的结构变化和功能失常，最终出现心力衰竭。

✚ 高血压，脑血管病变没商量

高血压所致的血管损害多表现为脑卒中（俗称中风）。临床上脑卒中主要包括：脑出血、脑梗死和短暂性脑缺血发作（TIA）等。凡是能引起高血压急剧波动或脑部血液供应变化的各种原因，都可能成为中风的诱因。劳累过度、情绪激动、饮食不节、用力过猛、超量运动等导致的中风几乎都与血压波动和动脉硬化有关。常见症状有肢体感觉、运动障碍以及思维语言障碍，如麻木、偏瘫、复视、失语、记忆减退等。

✚ 小心动脉硬化低龄化

许多临床和病理研究都表明，动脉粥样硬化是一种根植于青少年、发展于中青年、发病于中老年的慢性全身性病理过程。临床上，冠心病、脑卒中的所谓"突发"是动脉粥样硬化病变"水到渠成"的必然结果，而并非无中生有的"突发"。此时，动脉粥样硬化早已是全身性多处病变了，而且动脉的狭窄程度至少已经是50%狭窄，一般为75%～90%的狭窄，有的则为完全闭塞。也就是说，只要出现了临床症状，不论症状轻重，动脉粥样硬化已经进入了中、重度病变了。有检验发现：在平均年龄为27岁的心脑血管疾病死亡者中，77%已经有动脉硬化的表现，可见病变确实植根于青少年。

✚ 警惕高血压并发症

高血压性心脏病

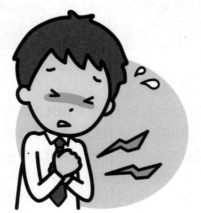

心脏长期处于高负荷的工作状态中。

↓

左心室壁日益增厚。

↓

心脏的正常结构和功能逐渐受到损害。

→ 心脏的舒张功能下降。 → 正常的血液流量不能如期进入心腔。 → 心脏的收缩能力就会下降。 → 供血量减少。

↑

充血性心力衰竭。

慢性肾功能衰竭

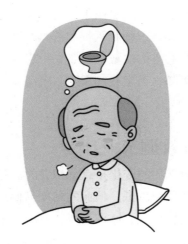

血液长期处于高压状态。

↓

肾脏小动脉硬化。

↓

肾脏结构和功能受到损害，同时，肾脏进行自我修复。

↓

血管肾张素II。

→ 肾脏组织出现异常重构。 →

无序生长的新生细胞和纤维破坏肾单位原有的结构。

↑

肾脏功能受到破坏并完全失去作用。

容易忽视的低血压

低血压是指由于血压降低引起的一系列症状，例如头晕、晕厥、恶心、呕吐等。无论出于什么原因，只要血压的收缩压低于100mmHg，那么就属于低血压。

❖ 降低高血压避免过快

对于常规用药控制不满意的高血压病，早期使用静脉注射药物或增多、增大降压药物剂量快速降压行吗？明确的回答是：不行。人的血液循环系统自人出生以来就维持一定的血压，这是人生存所必需的。当患高血压病时，脏器的血液循环状态发生了改变并适应了高血压状态，一旦有一两天血压降低，脏器就会出现低血压的滴灌性，这可能导致脏器功能受损。尤其肾脏对低血压十分敏感，对肾功能不全的人降压更要慎重一些。另外，长期重度高血压的病人如果快速降压，特别是当血压很快就降到目标血压时，一些器官对血压的改变顺应性（适应性）低，人往往感觉疲劳、乏力、精神差、全身发冷等。因此，在降血压时要注意不要降得太快和太低，应该平稳、缓慢地降低血压。

❖ 低血压的症状及危害

轻微低血压的主要症状表现为头晕、头痛、食欲不振、疲劳、脸色苍白、消化不良、晕车晕船等。如果病情较严重，患者还可能出现直立性眩晕、四肢冰冷、心悸、呼吸困难、发音含糊，甚至昏厥。这是由于患者的血压下降，导致了血液循环缓慢，远端毛细血管缺血，并影响到组织细胞氧气和营养的供应，以及二氧化碳和代谢废物的排泄，甚至会影响大脑和心脏的血液供应。如果患者长期低血压就会严重损害其机体功能，致使听力、视力下降，诱发或加重阿尔茨海默病，容易头晕、昏厥、跌倒、骨折，还会经常感到乏力、疲惫、抑郁等。

❖ 顺应生物钟，有效调节血压

人体内的生理代谢与自然界的变化是息息相关的。冬季寒冷，血压就偏高，冷风过境，血压就波动；夏季血压就偏低，但血的黏度易偏高。早晨东方日出，人的交感神经兴奋性即开始升高，血压上升，心率加快，血中肾上腺皮质激素及肾上腺素、去甲肾上腺素浓度开始上升，因此增加了心血管系统的负担和耗氧，对心血管病人来说，就容易导致心肌缺血、心肌梗死、脑卒中。早上7～11时是全天最危险的时刻，国外有学者把这段时间称为是"魔鬼时间"。

✚ 低血压可预防

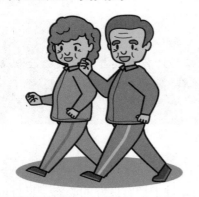

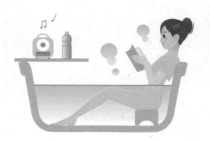

　　养成运动的好习惯，保持乐观开朗的心境，心胸开阔，不计较小事得失。

　　洗澡入浴的时间不宜过长，注意防止因为体位突然改变而晕倒。

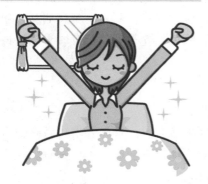

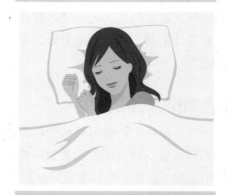

　　清晨起床前，最好先在床上活动四肢，再缓慢起来，而不要猛然从床上起身，以防大脑短暂性缺血。

　　晚上睡觉时把头部垫高，有助于预防低血压。

✚ 低血压吃什么

易消化、高蛋白食物	健神补脑食物	补血功效食物	高钠和高胆固醇食物
鸡蛋、鱼肉、乳酪、牛奶	桂圆、莲子、大枣	肝脏、鱼类、奶类、蛋类、豆类	动物的脑、蛋黄、奶油、鱼子

有效调节血压，从现在做起

高血压如果仅仅依靠药物治疗，疗效微乎其微，只有开展自我保健，合理管理疾病，才会有助于平稳血压，减少各类并发症的发生。

✚ 好心态益健康

对于患者来说，要想完全战胜疾病，最重要的莫过于拥有良好的心态。良好的心态有助于保持心态平衡。只有心态平衡的人，才能够正确面对疾病，积极治疗疾病，控制疾病发展，延缓疾病进程，并最终战胜疾病，重获健康。这就要求患者在日常生活中时刻保持良好的心态，遇到喜事不宜过于激动，遇到伤心事不宜过度悲伤，学会节制情绪，避免情绪大起大落，既正确对待自己，也正确对待别人。多交朋友，多参加社会集体活动，培养兴趣爱好，如读书、看报、钓鱼、养花等，都有助于保持良好的心态。

✚ 合理饮食最养生

改变不合理的饮食习惯和结构，通过饮食调理平稳血压。首先要求患者减少每日钠盐的摄入量。每日摄入的食盐只要不超过6g，对人体就不会产生不良影响。在烹饪过程中，除了食盐，酱油的用量也要尽量减少，每10g酱油中就含有1.5g左右的钠盐。其次，饮食结构要合理，膳食营养要均衡。五谷杂粮、蔬菜水果、豆类和豆制品、奶类和奶制品、肉用禽类、蛋类、鱼类等，食物种类要做到合理搭配。最后，每天的食用油最好控制在25g左右，而且最好选择饱和脂肪酸含量少的植物油，少用或不用动物油。

✚ 坚持文明的生活方式

对生命，唯有关爱。关爱的关键是专业、适时、适度。过分小心与过分放纵，两个极端都是错误的。健康宣言的四大基石也是以适度为本。合理膳食即平衡和适度的膳食，适量运动也是适度，戒烟戒酒也不是完全销毁烟酒。心理平衡也是兴奋与抑制适度。总之，文明生活方式的本质是在标准框架内的适度。

研究表明：人与黑猩猩有99.2%的基因是相同的。因而人类必然有一种回归自然，喜爱阳光、森林、运动的本性。尽管人类文明高度进化，但生物学本性却改变得很少。医学之父希波克拉底2500年前说"阳光、空气、水和运动，是生命和健康的源泉"，这是有科学理论依据的。

✚ 控制体重莫忽视

人体标准体重指数（BMI）=体重（kg）/身高（m）²

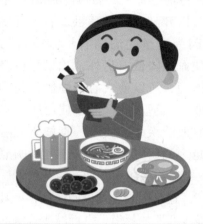

当标准体重指数的数值在20～24时，体重是合理的。但是，如果标准体重指数的数值大于或者等于25，就属于超重；如果标准体重指数的数值大于30，那么就必须减肥了。

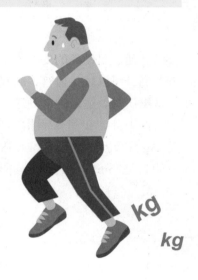

第一，控制身体对饮食热量的摄入量，少吃脂肪含量高的食物，尽量不吃零食和糖果，控制主食的摄入量。

第二，适当增加体力活动和体育运动，加大对身体热量的消耗。像快走、散步、慢跑、健身操、游泳、登山、打太极拳、骑自行车等有氧运动，最有消脂瘦身的效果。

✚ 生活"小偏方"，帮你降血压

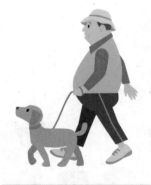

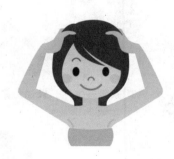

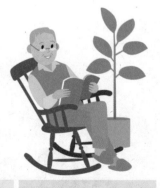

每天花上5分钟的时间，轻轻拍打您喜欢的人或者您的宠物，也可以是你最喜欢的玩具，能够减少忧虑，有助于降血压。

手掌并拢，从上到下轻轻摩擦，同时屈伸手指，然后用食指和拇指交叉摩擦几次，最后双掌并拢再轻柔几下，养成习惯，能帮助控制和降低血压。

每天用10分钟，伴随音乐歌唱，赞美熟悉的事物，有助于降血压。

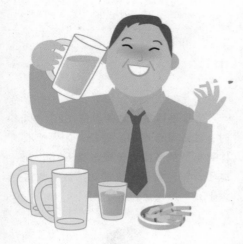

✚ 饮酒有度才能少疾病

　　酒对高血压患者来说，既有害又有益。经常饮酒，特别是每天饮酒超过60mL以上，可使人的血压升高。但是适量饮酒也可使血压降低。因为适量的酒精有扩张血管的作用，从而使血压降低。另外，如果是在轻松的环境下饮酒，可以使人心情愉快，精神放松，解除疲劳，适度的饮酒可使血压下降。饮酒与心脑血管疾病的关系一直被研究者关注。越来越多的研究表明，饮高度酒明显增加心脑血管疾病的患病率。而适量的饮酒，不仅没有使心肌梗死的发生率增加，反而使之降低了。这是因为小剂量的饮酒，尤其是葡萄酒，可以软化血管，减轻身体的应激反应，减少心肌的耗氧，从而减少疾病的发生。据研究，适量的饮酒还可以增加血清高密度脂蛋白的含量。

　　在国外，少量饮酒指一个人每日的酒精摄入量应少于30g，国内少量饮酒一般是15g酒精。按这个标准，啤酒不多于300mL，葡萄酒、黄酒在100mL以内，60度白酒就是25mL。女性和体重较轻者的酒精摄入量，啤酒应少于250mL，白酒应少于15mL。

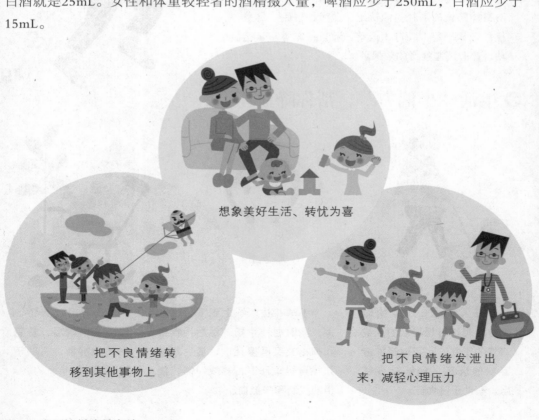

想象美好生活、转忧为喜

把不良情绪转移到其他事物上

把不良情绪发泄出来，减轻心理压力

Part 2

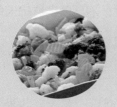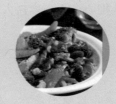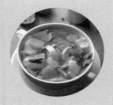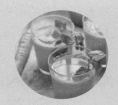

饮食调理是治疗
高血压的关键

高血压是由不良的生活方式导致的，例如日常
饮食不合理、过量摄取高脂肪、高胆固醇食物，这
使得大量脂肪及胆固醇进入血液中，并在血管壁上
日益沉积，令血管壁增厚，管腔变窄，从而引起血
压升高。另外，过量摄入高盐食物使体内钠盐含量
增多，水分减少，也会引起血压上升。所以，只有
合理饮食，远离高盐、高胆固醇、高脂肪食物，才
能有效地控制血压。

少盐、均衡、限制热量

饮食疗法三原则

高血压发病人群有几个明显的特点：一是脑力劳动者居多；二是饮食中长期摄入过多盐分者较多；三是有烟酒嗜好者较多；四是体重超重者较多。从这些高发人群的特征中我们可以了解到，遵循科学饮食原则是治疗高血压的前提条件。

✚ 健康有风险，食盐需谨慎

一般来说，每人每天食盐摄入量不应超过6g，如果摄入食盐过多，即可能导致高血压。对于高血压患者来说，每天的食盐应在6g以下，其中包括使用的调味品、佐料、半成品等全部含盐量的总和。如果能够将每人每日的食盐严格限制在6g以下，大多数轻度高血压患者的血压更容易降至正常。有的人担心一天6g食盐太少，不足以维持每天的生理需要。其实，世界公认的健康人，每人每日的食盐量为5g。

✚ 营养摄入需均衡

高血压患者每日的营养摄入要均衡，多吃谷薯类食物，如面粉、燕麦、荞麦、小米等，它们富含膳食纤维，能够促进胃肠蠕动，帮助降低胆固醇。患者还应多吃新鲜蔬果。蔬果中富含各类维生素，有助于改善心肌功能，促进血液循环，预防高血压发病。另外，奶制品、豆制品和海产品等高钙食物，也有保护血管和平稳血压的作用。

✚ 高热量饮食最易引发疾病

高血压患者应限制摄入的食物热量。举例来说，每日摄入的脂肪量不宜超过50g，同时还要尽量选择富含不饱和脂肪酸的肉类，这样才有助于减少动脉硬化的发生率，增加微血管弹性，防止血管破裂，预防高血压并发症。动物内脏、肥肉、鱼子、蛋黄、乌贼鱼等富含胆固醇的食物，过量摄入也可能引起高脂血症，加重高血压的病情。高糖食物也要尽量少食，以防血脂和血糖升高，引起血压异常波动。

◉ 这样饮食效果好

多食用新鲜蔬菜，多用其他调味品

● 新鲜的蔬菜味道鲜美，有的可以直接生吃。即使在烹调的时候也可以尽量少使用盐，保持其原有味道。在使用调味品的时候，可多使用醋、辣椒、紫菜、香油等调味品，以替代食盐的使用。

🍴 经典降压药膳大集合

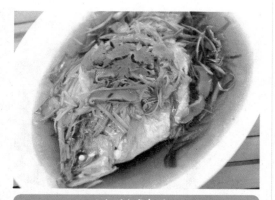

清蒸鲈鱼

材料

A			B	
鲈鱼	1条		米酒	30mL
香菜	100g		食盐	5g
大葱	10g		胡椒粉	5g
生姜	10g			

鲈鱼　　香菜　　大葱　　生姜

做法

❶ 葱切段、姜切丝备用；香菜洗净切末备用。

❷ 鲈鱼处理干净后切块，放入食盐、米酒、胡椒粉、葱段、姜丝拌匀腌5分钟。

❸ 腌好的鲈鱼装入盘中，沸水上锅，蒸10分钟出锅，撒上香菜即可。

功效

本菜富含蛋白质、钙、镁、锌、硒等矿物质和微量元素，有补肝肾、益脾胃、化痰止咳的功效。

冰糖核桃仁

材料

A			B	
核桃仁	250g		冰糖	20g
食用油	50mL		黑芝麻	6g

核桃仁　　冰糖　　黑芝麻

做法

❶ 核桃仁用温水浸泡10分钟后去皮，沥水备用。

❷ 炒锅倒油烧至四成热时，放入核桃仁炸脆，再捞出控油。

❸ 锅中留少量油，加清水后再放入冰糖溶化，待锅内翻小泡时放入黑芝麻、核桃仁拌匀，让核桃仁挂满糖汁和黑芝麻，再盛入盘中放凉即可。

功效

这道小吃香甜酥脆，有健胃、补血、润肺、养神的功效，尤其对脑神经有很好的保健作用。

❤ 健康美味提示

黄酒去鱼腥

家中食鱼，将鱼去鳞剖腹洗净后，用一些黄酒腌一会儿，不仅能去除鱼的腥味，而且能使鱼肉滋味更加鲜美。

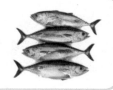

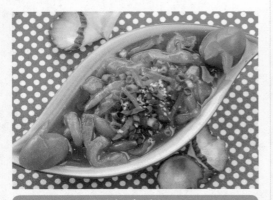

凉拌魔芋丝

材料

A	魔芋	200g	B	香油	5mL
	黄瓜	1根		白醋	6mL
	酱油	5mL			

 黄瓜　　 魔芋

做法

❶ 魔芋洗净后切丝，放沸水中焯熟备用。

❷ 黄瓜洗净切丝，加适量白醋抓拌一下，再用凉开水冲净，沥水备用。

❸ 把魔芋丝、黄瓜丝放进碗中，倒入酱油、香油拌匀即可。

功效

　　本菜富含膳食纤维，具有活血化瘀、清热解毒、瘦身减肥的功效。

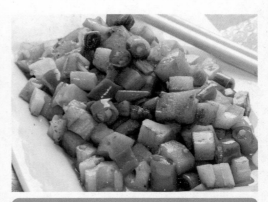

酸辣藕丁

材料

A	莲藕	500g	B	鸡精、食盐	各3g
	干红辣椒	10g		葱花	5g
	白醋	8mL		食用油	6mL

 莲藕　　 干红辣椒

做法

❶ 莲藕洗净切丁后加白醋和水，泡5分钟后沥水备用；红辣椒剪小段备用。

❷ 炒锅倒入食用油烧热，放入辣椒炒香。

❸ 倒入藕丁直至炒熟，再放少许白醋，调入食盐、鸡精，撒上葱花即可。

功效

　　莲藕富含植物蛋白、铁、钙、维生素、淀粉等，有补益气血、清热解渴、润肺化痰、调养脾胃的作用。

♥ 健康美味提示

巧切易入味

　　先将魔芋切成十字花刀，然后再把魔芋切成小块，这样做能使魔芋在烹饪过程中更入味。

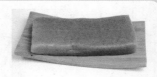

🍴 经典降压药膳大集合

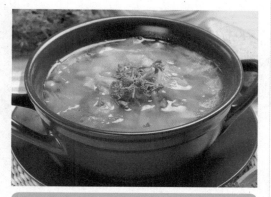

胡萝卜牛腩汤

材料

A			B		
牛腩	300g		食盐	3g	
胡萝卜	150g		白胡椒粉	1g	
姜片	2片		干红辣椒	3g	
茶叶	5片		陈皮	1g	

牛腩　　胡萝卜　　姜片

做法

❶ 胡萝卜去皮洗净切薄片；茶叶、陈皮用纱布包起，干红辣椒备用；牛腩洗净切块后焯水。

❷ 砂锅中倒入温水，放入牛肉、姜片、干红辣椒和调料包，烧开后改小火煮2小时，放入胡萝卜煮20分钟，调入食盐、白胡椒粉即可。

功效

　　牛腩补脾胃、益气血、强筋骨、消水肿，与胡萝卜搭配食用，有助于健脾开胃、消食去积、消脂降压。

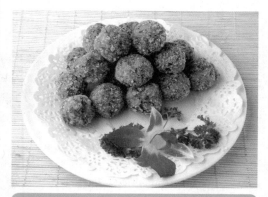

清蒸菜丸子

材料

A			B		
玉米面	50g		姜汁、醋	各6mL	
面粉	50g		大蒜	5g	
菠菜	300g		食盐	3g	

面粉　　菠菜　　大蒜

做法

❶ 大蒜捣成蒜泥，与调料放入小碗，倒入少许凉开水拌成调味汁；菠菜洗净切碎，拌入食盐反复揉搓出菜汁。

❷ 把玉米面和面粉放入菜碎、菜汁中，调入食盐，搓成大小均匀的菜丸子。

❸ 菜丸子摆入盘内，放入蒸锅，沸水蒸15分钟。

功效

　　本道菜富含维生素C、膳食纤维及多种矿物元素和微量元素，有清热降火、通利肠胃的功效。

❤ 健康美味提示

如何焖牛腩

　　要把牛腩焖得软烂入味，先要水量恰当，刚好浸过原料；再要火力小，保持汤水微开即可；最后时间长短要合适。

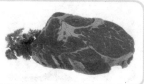

降压大敌：钠元素

钠是一种微量元素，对维持人体内的酸碱平衡起着十分重要的作用。人体对钠元素的吸收主要来源于食物。正常情况下，钠并不会蓄积在体内，但是当人过量摄入钠时则有可能会对身体造成严重的危害，容易出现血压上升、水肿等症状。

➕ 人体必需的微量元素

钠是人体内重要的无机盐成分，主要存在于细胞外液和骨骼中，参与水分代谢，帮助调节人体内部的水分和渗透压，维持人体内酸碱平衡。另外，钠也是人体胰液、胆汁、汗液以及泪水的重要成分。无论是人体肌肉运动，还是能量代谢，都离不开钠的参与。所以，适量的钠有助于维持心血管和血压的正常功能。如果人体缺钠，则可能出现疲倦、淡漠、无神、晕厥、恶心、呕吐、血压下降等症状。

➕ 体内钠过量，健康危险多

首先，钠的摄入量过高，人体则必会相应减少人体对钙的吸收量，并增加尿钙排泄，从而引起人体缺钙，不利于骨骼健康。其次，老人过多摄入钠元素，容易引发水肿，体内的血容量、血压和心跳频率也会随之升高，并导致高血压和脑中风。成年人每天摄入的钠量若超过8g，血压会有明显上升的现象，胃癌、食管癌等恶性肿瘤的发病率也会显著提高。婴幼儿过量摄入钠，严重者可能引起肾衰竭。

➕ 高钠食物看过来

钠元素普遍存在于各种食物中。一般来说，钠在动物性食品中的含量要高于在植物性食品中的含量。人体摄入钠的主要途径是进食食盐、酱油及各种腌制品、烟熏食物、咸菜、咸味休闲食品等，如肉松、松花蛋、火腿、海产品、咸肉、罐头等。发酵类食物的含钠量也较高，这是由于发酵类面食中普遍放碱，而食用碱的主要成分是碳酸氢钠或碳酸钠。另外，味精的主要成分是谷氨酸钠，所以对于高血压患者来说，味精也要尽量少食。

❤ 这样饮食效果好

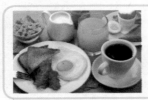

自己掌握盐量，集中使用食盐

● 外卖的食物或饭店的食物含盐量不容易控制，特别是那些喜欢吃得偏咸的菜肴，实在让人取舍两难。因此，我们建议自己做菜，这样不仅可以减少食盐量，还可吃到自己喜欢的食物。

🍴 经典降压药膳大集合

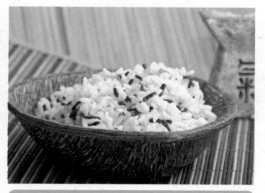

海苔糙米饭

材料

A	糙米	200g	B	食盐	1g
	海苔	100g		橄榄油	2mL

糙米

海苔

做法

❶ 糙米提前8小时洗干净，并用清水浸泡。
❷ 海苔切碎备用。
❸ 把泡好的糙米放进电饭锅中，加适量水蒸熟。
❹ 炒锅中倒橄榄油烧热，把蒸熟的糙米饭倒入锅中迅速翻炒至米粒松散，放入海苔盛出即可。

功效

糙米有助于预防心血管疾病；海苔则有清热化痰的功效。这款米饭能促进血液循环，消脂减肥。

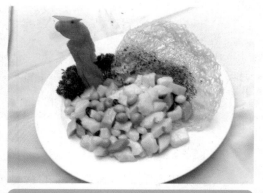

什锦鲫鱼丁

材料

A	鲫鱼肉	300g	B	胡萝卜	40g
	黄豆、花生仁	各30g		食用油	6mL
	土豆	20g		食盐、鸡精	各3g

鲫鱼

黄豆

花生

胡萝卜

做法

❶ 黄豆提前8小时洗净并浸泡；鲫鱼肉洗净切丁；花生仁洗净；胡萝卜、土豆分别削皮，洗净切丁。
❷ 炒锅倒油烧热，放入鱼肉滑炒至熟后盛入盘中。再倒少量油烧热，放入黄豆、胡萝卜、土豆、花生翻炒至熟，最后放鱼肉丁炒匀，调入食盐、鸡精即可。

功效

这道菜富含优质蛋白，有平肝补肾、益气养血的功效，有助于降血压、降血脂，提高人体免疫力。

❤ 健康美味提示

糙米好吃有诀窍

先把糙米用清水浸泡一天，再放入蒸锅蒸30分钟，然后放入电饭锅里煮，这样做出来的糙米饭既营养又好吃。

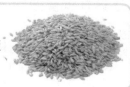

盘点有效降压营养素

对于高血压患者来说，钾元素、钙元素及牛磺酸有预防及治疗效果。进行饮食调理时要拒绝过量的油和盐，通过食用高纤维食物，例如蔬菜和水果等，来为身体补充天然的营养元素。

➕ 膳食纤维助降压

大家都知道蔬菜中膳食纤维的含量高。膳食纤维中包括纤维素、半纤维素、胶质、藻朊酸、葡萄糖化合物等多种物质。膳食纤维降低胆固醇的作用，主要是在肠道中吸附胆汁酸或一起排出体外。胆汁酸是由胆囊排出的帮助脂肪消化的物质。膳食纤维能阻止胆汁酸的再吸收以减少胆汁酸，减少胆汁酸就能阻止脂肪分解合成胆固醇，从而达到降低胆固醇的作用。动物实验证实，由于食入大量的膳食纤维，肠道内的细菌产生的物质可随着膳食纤维的排泄而排出，从而也将肠道内的有害物质清除出体外。

➕ 多补钾，利血压

富含钾的食物有助于平稳血压。现代医学研究表明，人体内钾元素含量多寡和血压高低有很大关系。这是因为高血压患者普遍动脉壁增厚，而适量摄入钾，有助于控制这一现象。尤其当患者持续服用利尿剂、降压药后，很容易出现低钾症状，此时更需要补充钾。补钾食材可以选择小白菜、油菜、黄瓜、西红柿、土豆、柑橘、香蕉、桃、葡萄干等，这些食材都含有丰富的钾。

➕ 优质鱼蛋白，健康保血管

蛋白质是保持健康的重要物质基础，不可忽视。标准体重的成人每日所必需的蛋白质为每千克体重1～1.2g，相当于3～4份高蛋白食品，其中动物蛋白与植物蛋白应各占一半，而理想的动物蛋白又应是鱼类与肉类各占一半。什么叫1份高蛋白食品呢？1份高蛋白食品相当于50g瘦肉，或100g豆腐，或1个大鸡蛋，或25g黄豆，或100g鸡、鸭、鹅肉，或100g鱼虾。动物蛋白以鱼虾最好，植物蛋白以豆类最好。

❤ 这样饮食效果好

● 鲤鱼的脂肪大部分是由不饱和脂肪酸组成，这种不饱和脂肪酸有降低胆固醇的作用，长期食用，不仅能增加营养，而且还能防治冠心病。

经典降压药膳大集合

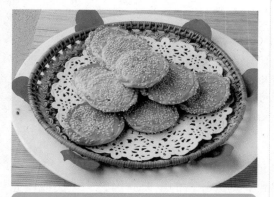

芝麻烧饼

材料

A	面粉	300g	B	芝麻	20g
	酵母	5g		花生油	30mL
	芝麻酱	50g			

芝麻

面粉

做法

❶ 面粉中融入酵母，揉成面团等待发酵。

❷ 发酵的面团分成剂子，擀成长方形片，抹上芝麻酱，卷成筒形按扁，再刷上花生油，沾上芝麻，制成烧饼生坯。把烧饼生坯码入烤盘放进烤箱，烤至表面呈金黄色即可。

功效

　　富含碳水化合物、营养丰富，既能补充能量，也具有健脾养胃、补虚养身的功效。

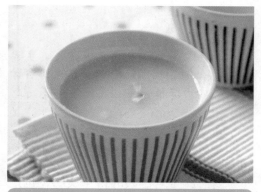

榛子草莓豆浆

材料

A	黄豆	100g	B	白糖	5g
	草莓	400g			
	榛子	15g			

榛子

黄豆

草莓

做法

❶ 黄豆提前8小时洗干净，并用清水泡发；草莓放入淡盐水中浸泡10分钟后清洗干净，去蒂，切成两半备用。

❷ 榛子剥壳，留出果仁备用。

❸ 把泡好的黄豆、草莓、榛子一同放入全自动豆浆机，搅拌煮熟后即可。

功效

　　这款豆浆具有滋阴补虚、消脂降压，强筋壮骨、增强记忆的作用。

♥ 健康美味提示

榛子

　　榛子被称为"坚果之王"，其中富含蛋白质、维生素、钙、磷、铁等营养成分，有开胃、调中、明目的作用。

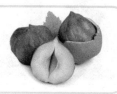

低脂低盐，清淡保平安

老年高血压患者怎么吃

老年人高血压患病率较高，其主要原因即在于大多数老年人因味觉功能减退，喜欢吃含钠量较高的食物，认为那样才有滋味。而且随着年龄的增大，老年人的肾脏排钠能力降低，这也导致了老年高血压的多发。

➕ 老年高血压患者的表现形式及危害

高血压是老年人的常见疾病，也是导致老年人死亡的主要原因之一。高血压危害着老年人的心脏、大脑、肝肾等器官的健康状况，也常诱发冠心病和脑血管等疾病。由于老年人大动脉弹性减退，脉压增大，所以半数以上患者的症状表现以收缩压升高为主。另外，脑卒中、心衰、心肌梗死、肾功能不全等在老年高血压患者中都较为常见。

➕ 疾病小知识：警惕体位性低血压

体位性低血压是由于体位改变导致的脑供血不足。老年高血压患者很容易出现此种情况。症状发生时，患者头晕目眩、站立不稳、视力模糊、软弱无力，严重者甚至可能大小便失禁。因此，老年高血压患者应尽量避免低血压发生，日常生活中要注意细节，如进餐后不要立即起立和进行体力活动、避免长时间站立等。

➕ 来自医师的忠告：利用科学方法降血压

患者只要坚持科学治疗，就一定能有效控制血压。科学疗法中的第一步是要坚持服用降压药，第二步是要坚持定时测量血压，尤其是那些血压不稳定的患者，每天应测量2～3次血压，观察早中晚的血压变化，避免因血压突然升高而导致意外发生。另外，降压护腕有不错的降压作用，患者也应坚持佩戴。

❤ 这样饮食效果好

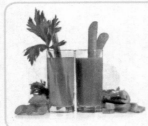

● 在日常饮食中少食高糖、高盐类食物，避免过度饮酒，同时必须戒烟。

● 肥胖患者首先需要减肥，除了需要控制饮食外，还要坚持每天进行适量的体育运动，如步行、打乒乓球等。

● 用决明子泡水代茶饮，有助于平稳降低血压。

🍴 经典降压药膳大集合

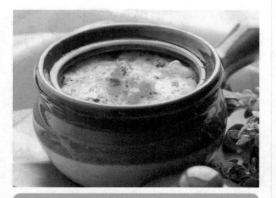

皮蛋虾仁粥

材料

A			B		
粳米	100g		姜丝、葱花	各5g
虾仁	50g		食盐、香油	各3g
皮蛋	1个		胡萝卜	50g

粳米　　　虾仁　　　皮蛋　　　胡萝卜

做法

❶ 粳米洗净浸泡30分钟，放入粥锅加水煮成粥；虾仁洗净；胡萝卜削皮切丁；皮蛋剥壳切丁。

❷ 熬好的粥倒入砂锅，放入虾仁、胡萝卜丁、皮蛋丁、姜丝，继续煮15分钟，调入食盐、香油，撒上葱花即可。

功效

> 这款粥营养丰富，容易消化，有助于调理脾胃，尤其适合老年患者病后补虚调理。

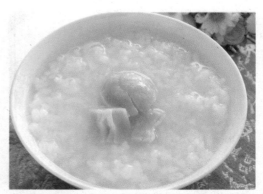

扇贝粥

材料

A			B		
粳米	200g		食用油	3mL
扇贝	50g		食盐	1g

粳米　　　扇贝

做法

❶ 粳米洗净，用清水浸泡30分钟后沥水，然后加入食用油、食盐拌匀，再倒入锅中。

❷ 从扇贝中取出贝肉，洗干净后切成细丝，一起放进锅中。

❸ 锅中加清水，大火烧沸后改小火熬至粥熟即可。

功效

> 扇贝富含蛋白质、维生素、钙、铁、镁、钾等成分，烹入粥内营养丰富，有助于防治高血压、心脏病，延缓人体衰老。

❤ 健康美味提示

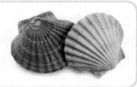

巧洗扇贝

　　扇贝洗掉外部泥沙后，分开贝壳，用餐刀贴着贝壳底部剔出贝肉，除去黑色内脏，再用盐水泡2分钟，最后用生粉搓洗干净即可。

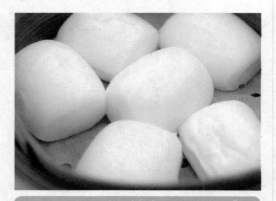

奶黄包

材料

A		B	
面粉	500g	牛奶	200mL
酵母	5g		
食用油	5mL	鸡蛋	2个
奶油	10g	白糖	10g

面粉　　　鸡蛋　　　牛奶

做法

❶ 酵母用温水溶解后倒入面粉，把面粉揉成面团待其发酵。

❷ 鸡蛋中放入牛奶、白糖、食用油、奶油搅匀成馅液，再蒸熟。

❸ 面团发好后分成剂子，用擀面杖擀薄，包入馅料，做成奶黄包，沸水上锅蒸15分钟即可。

功效

这款点心营养丰富，尤其适合营养不良、久病体虚、气血不足之人食用。

白菜烧肉丸

材料

A		B	
白菜	400g	姜末、葱花	各5g
猪肉馅	200g	五香粉	4g
鸡蛋	2个	食盐	3g

白菜　　　猪肉　　　鸡蛋

做法

❶ 白菜洗净切片；鸡蛋搅打成蛋液加入猪肉馅里，再放入五香粉调味，用手挤成丸子状待用。

❷ 葱花、姜末放入油锅爆香，倒入白菜片炒熟后加适量水，水开之后放入肉丸，最后装盘前调入食盐炒匀即可。

功效

清热利尿，有效降低体内血脂。

♡ 健康美味提示

焦糖奶油酱

白糖和水倒进锅中，边熬边加热奶油，再把奶油倒入刚刚熬好的焦糖中，继续熬至浓稠状即可。

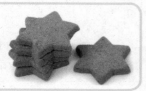

🍴 经典降压药膳大集合

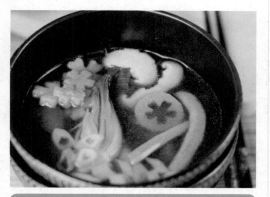

冬菇海参清汤

材料

A			B		
水发海参	2个		山茶油	5g
水发玉兰片	20g		食盐	4g
水发冬菇	30g		高汤	300mL
香菜末	10g			

海参　　　冬菇　　　香菜

做法

❶ 海参、玉兰片、冬菇分别洗净切片、焯水并盛入大汤碗中。

❷ 山茶油放入炒锅，倒入高汤、调入食盐，烧沸后冲入大汤碗，将全部食材焯一下后再倒入锅中烧沸，最后盛出撒上香菜末即可。

功效

这款汤营养丰富，有助于增强记忆，延缓衰老，防止动脉硬化。

丝瓜炖豆腐

材料

A			B		
豆腐	300g		食盐	3g
丝瓜	100g		高汤	300mL
蘑菇	50g		食用油	5mL
葱花	5g			

丝瓜　　　豆腐　　　蘑菇

做法

❶ 豆腐切小块，焯一下再捞出过凉沥水；丝瓜刮去外皮后切成滚刀块；蘑菇洗净切块。

❷ 锅中倒油烧至六七成热，放入丝瓜煸炒至发软，倒入高汤，放入豆腐、蘑菇，大火烧沸后改小火炖10分钟，调入食盐即可。

功效

丝瓜与豆腐同炖，富含营养，在夏季还能够起到清暑解热、通络凉血、化痰利水的作用。

❤ 健康美味提示

冬菇

冬菇是高蛋白、低脂肪的菌类食物，富含多糖、多种氨基酸及各类维生素，常吃有助于消脂降压，防癌抗癌。

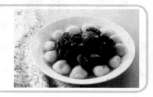

调理脾胃需营养，避免肥胖要限盐

儿童高血压患者怎么吃

儿童高血压患者尤其要注意早期治疗，并同时做好保健措施，积极预防各类并发症。肥胖型患儿必须要控制饮食，限制食盐的摄入量，还可以通过多吃新鲜蔬果、少吃动物性脂肪等手段来减轻体重。

✚ 儿童高血压患者的表现形式及危害

儿童高血压在早期通常没有明显症状，但是随着血压升高，患儿会出现头痛、头晕、眼花、恶心、呕吐等症状。婴幼儿由于不会说话，则通常表现为烦躁不安、哭闹、过度兴奋、易怒或夜间哭叫等。病情较重的话，当患儿的大脑、心脏、肝肾等器官严重损害时，会出现脑卒中、心力衰竭和尿毒症，甚至死亡。

✚ 疾病小知识：限制食盐量，预防高血压

高盐饮食是引发儿童高血压的重要因素。3岁幼儿，每日的食盐量应少于2g；4～6岁幼儿，每日食盐量应少于3g；7～10岁儿童，每日食盐量应少于5g，11岁以上的孩子，每日食盐摄入量亦不可超过6g。另外，快餐、碳酸饮料、方便面等也是引发儿童高血压的危险因素之一。

✚ 来自医师的忠告：早预防、早发现、早治疗

对待儿童高血压应做到早预防、早发现、早治疗。坚持带孩子每年体检，测量血压。发现病情后对患儿要采取积极保健措施，预防并发症的发生。肥胖的孩子还要适当控制饮食，节制体重，并严禁孩子吸烟、喝酒。鼓励孩子积极参加体育运动，培养兴趣爱好，多交朋友，保持乐观向上的情绪。

♥ 这样饮食效果好

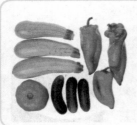

● 控制饮食总热量及食盐量，减少脂肪和胆固醇的摄入。
● 多吃芹菜、胡萝卜、番茄、荸荠、黄瓜、木耳、海带、香蕉、芦笋、香菇、洋葱、海鱼、绿豆、山楂等有降脂降压功效的食物。
● 油炸薯片、三明治、蛋糕、饼干、方便面等快餐食品，尽量少吃或不吃。

❣ 经典降压药膳大集合

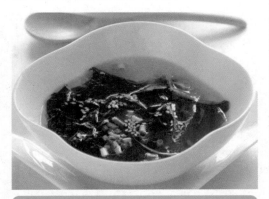

紫菜蛋汤

材料

A	紫菜	25克	B	虾皮	5克
	葱花	5克			

紫菜　　　葱花

做法

❶ 先将紫菜切（撕）成片状备用。

❷ 往锅里倒适量的清水，待水烧开后放入紫菜和虾皮，再放入葱花即可出锅。

功效

> 紫菜所含的多糖具有明显增强细胞免疫和体液免疫功能，可以促进淋巴细胞转化，提高人体免疫力，还能显著降低进血清胆固醇的总含量。

♥ 健康美味提示

鸡蛋羹

材料

A	鸡蛋	2个	B	香葱	5g
	食盐	3g		香油	2mL

鸡蛋　　　香葱

做法

❶ 鸡蛋磕入碗中，搅打成蛋液；把适量温开水倒入蛋液中，放入适量食盐，搅拌均匀；用保鲜膜将装蛋液的碗口密封，放入沸水锅中，中火蒸10分钟。

❷ 香葱洗净切成葱花；在蒸好的蛋羹中倒入适量香油、撒上葱花即可。

功效

> 鸡蛋中富含蛋白质、氨基酸、卵磷脂等营养成分，有助于补虚强身、益智补脑，促进孩子的生长发育。

> **紫菜的降压功效**
>
> 紫菜中含有藻朊酸钠和锗，可以促进镉等有害物质的排出，有助于高血压的防治。紫菜中含有的红藻素有助于预防脑血栓等高血压并发症。
>
>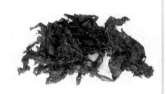

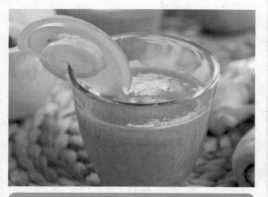

混合果汁

材料

A			B		
青苹果	1个		胡萝卜	1根	
红苹果	1个		香蕉	1根	

香蕉　　　红苹果　　　青苹果　　　胡萝卜

做法

❶ 红、青苹果削掉外皮、去内核，切成小块。

❷ 香蕉剥皮，然后切成小段。

❸ 胡萝卜削皮，洗干净后切小块。

❹ 把所有材料放进榨汁机，加适量凉开水搅打成汁。

功效

　　这款饮品富含多种维生素和膳食纤维，有润肠通便的作用，有助于肠道健康。

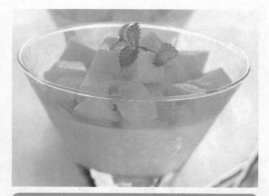

杬果薏米捞

材料

A			B		
大杬果	1个		白糖	6g	
薏米	100g		凉开水	200mL	

大杬果　　　薏米

做法

❶ 薏米提前8小时洗净浸泡，然后放入汤锅煮熟后沥水；杬果去内核后，一半果肉切丁备用，一半果肉与白糖一起榨汁。

❷ 把煮熟的薏米和杬果汁盛入碗中，放入切好的杬果丁，冰冻后即可食用。

功效

　　杬果富含维生素A和维生素C，营养价值高。这款甜点有清热解暑、健脾益胃，利水除湿的效果。

♥ 健康美味提示

薏米

　　薏米有健脾除湿、防癌抗癌的功效，女性常食还能美白养颜，有助于消除粉刺、雀斑、老年斑。

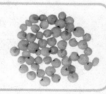

🍴 经典降压药膳大集合

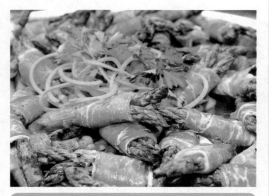

火腿炒芦笋

材料

A			B		
火腿	200g		葱姜汁	5mL	
芦笋	350g		高汤	100mL	
食盐、鸡精	各3g		食用油	5mL	

火腿　　　　芦笋

做法

❶ 芦笋洗净切小段，放入沸水焯余2分钟后捞出过凉沥水；火腿切片备用。

❷ 炒锅中倒油烧热，放入火腿片翻炒片刻，再调入葱姜汁和少许高汤，继续焖炒2分钟。

❸ 放入芦笋段炒熟，调入食盐、鸡精即可。

功效

　　此菜富含蛋白质、氨基酸和多种矿物质，有健脾开胃、益气生津、利水通淋的功效。

鸡汤油菜

材料

A			B		
小油菜	300g		浓缩鸡汁	10mL	
生姜	5g		食用油	5mL	

小油菜　　　鸡汁　　　生姜

做法

❶ 小油菜择洗干净后备用；生姜刮去外皮，洗干净后切成姜末。

❷ 炒锅中倒油烧至五成热时，放入姜末炒香，再放入油菜大火焖炒2分钟。

❸ 倒入浓缩鸡汁，继续炒至油菜断生即可。

功效

　　油菜富含矿物质和膳食纤维，有助于平稳血压。这道菜味道鲜美，口味独特，适合夏季食用。

❤ 健康美味提示

芦笋

　　鲜芦笋先削去茎端的硬皮，再洗净切段，放入沸水中焯至断生后出锅过凉，能保持其颜色翠绿。

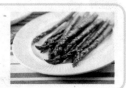

营养均衡，降压第一

妊娠高血压患者怎么吃

目前医学界对于如何预防妊娠期高血压疾病尚无定论，但适量补充钙质是有助于预防子痫前期发病的。另外还有一些食物，比如鱼油中就富含 ω−3 脂肪酸，孕妇补充此类脂肪酸也能够有效预防子痫前期发病。

➕ 妊娠高血压患者的表现形式及危害

妊娠高血压是指女性在妊娠期间首次出现高血压的情况，但会在生产后12周内血压恢复正常。这是一种较为常见的产科疾病。研究数据表明，妊娠高血压是孕妇和产妇死亡的第二大原因。妊娠高血压的主要症状表现为患者的血压高，并有蛋白尿、水肿，少数患者还会出现上腹部不适或血小板减少的症状。

➕ 疾病小知识：降血压，防子痫

若怀孕前血压正常的孕妇在妊娠20周后出现高血压和蛋白尿症状，称为子痫前期；在此基础上发生的且不能用其他原因解释的抽搐则称为子痫。子痫不仅危及孕妇安全，还可能会令胎儿发育不良。治疗妊娠期高血压的主要目的，是为了预防重度子痫前期和子痫的发生。

➕ 来自医师的忠告：密切监测，个体治疗

妊娠高血压患者的治疗原则是静休、解痉，有指征地降压、排尿，密切监测母胎情况，适时终止妊娠。同时，医生会根据患者病情的轻重不同，进行个体化治疗。治疗期间还要兼顾对患者病情的监测和评估，包括注意患者的自觉症状、定时检查血压和尿常规、监护胎心和胎动等。

❤ 这样饮食效果好

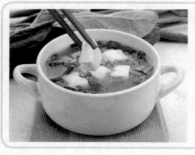

● 多吃新鲜蔬菜、水果和低脂肪奶制品，减少饱和脂肪酸的摄入。

● 控制食盐摄入量，每日食盐总量不可超过6g。

● 多吃富含维生素C和维生素E的食物，可有效降低患子痫前期的风险。

● 多吃高钙、高钾的食物，如鱼类等海产品及各类豆制品。

🍴 经典降压药膳大集合

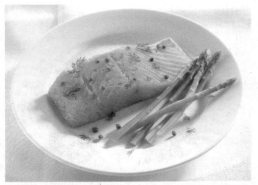

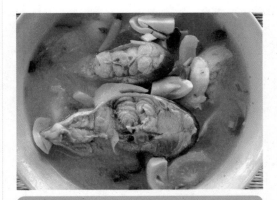

清蒸三文鱼

材料

A	三文鱼	300g	B	蒜末、姜丝	各5g
	芦笋	100g		酱油	4mL
				白糖	3g

三文鱼　　　芦笋

做法

❶ 三文鱼洗净切块，加姜丝，入沸水锅蒸6分钟；芦笋洗净切段，放入沸水焯余至熟，捞出过凉沥水。

❷ 把芦笋垫在大盘底，蒸好的三文鱼放在芦笋上。把蒸鱼的汤汁倒入小碗，放入蒜末、酱油、白糖拌匀，浇淋在三文鱼上。

功效

三文鱼富含优质蛋白质，有助于改善脑功能。这道菜有祛脂降压、利尿消肿、聪耳明目的养生功效。

泰式鲤鱼汤

材料

A	鲤鱼	1000g	B	葱叶、大蒜	各10g
	番茄	300g		红辣椒	5g
	胡萝卜	300g		酱油	5mL

胡萝卜　　　鲤鱼　　　番茄　　　大蒜

做法

❶ 鲤鱼洗净后切成大块；胡萝卜、番茄洗净切小块。

❷ 胡萝卜块放入油锅微炸，放入鲜鱼，加适量开水烧开。放入葱叶、大蒜、红辣椒、酱油、味精及番茄，煮至鱼肉入味即可。

功效

这道菜清热解毒，健脾开胃。

❤ 健康美味提示

三文鱼简单吃

三文鱼一般都是蘸着芥末生吃。如果不习惯生食，也可以炖着吃或者煎着吃，味道同样鲜美，且不会破坏其中营养。

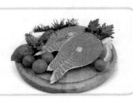

🍴 经典降压药膳大集合

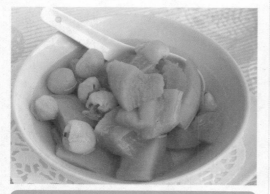

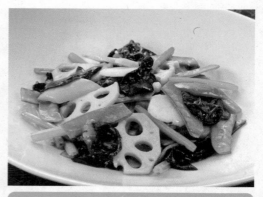

银耳炖木瓜

材料

A	银耳	20g	B	木瓜	500g
	莲子	20g		冰糖	5g

银耳　　　　木瓜　　　　冰糖　　　　莲子

做法

❶ 银耳和莲子用清水泡发后洗净，银耳撕小朵备用；木瓜削皮去籽，然后切成小块。

❷ 把木瓜、冰糖和泡发好的银耳、莲子一同放入汤锅中，加入适量清水，大火烧沸后改小火炖煮30分钟即可。

功效

　　这款甜品有养阴润肺、延缓衰老的作用，还有助于缓解干咳无痰或痰中带血的症状。

荷塘小炒

材料

A	莲藕	200g	B	芹菜	50g
	山药、木耳	各50g		食用油	6mL
	荷兰豆	50g		食盐	4g

水发木耳　　莲藕　　　　芹菜　　　　山药

做法

❶ 莲藕、山药削皮，洗净切片；木耳洗净；荷兰豆择洗干净；芹菜洗净切段备用；清水中放少量食盐和油，烧沸后放入全部食材，焯汆2分钟，捞出过凉沥水。

❷ 炒锅倒油烧热，放入所有材料翻炒至熟，调入食盐即可。

功效

　　此菜富含维生素、矿物质和膳食纤维，具有健脾益气、平肝补肾、养阴润肺、排毒减脂、降血压的作用。

❤ 健康美味提示

木瓜

　　木瓜性温、味酸，入肝、脾经，有消食驱虫、清热祛风的功效，女性常食有助于通乳抗癌，也是美容养颜的佳品。

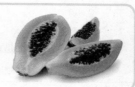

🍴 经典降压药膳大集合

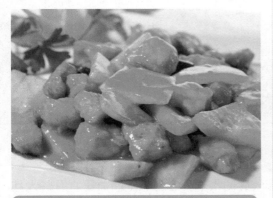

菠萝咕老肉

材料

A			B		
猪肉	400g		食用油	20mL	
菠萝	250g		生粉	5g	
红椒	1个		料酒	5mL	
鸡蛋	1个		番茄酱	5g	

猪肉　　　　菠萝　　　　鸡蛋

做法

❶ 猪肉洗净切块，用食盐、料酒、生粉略腌；红椒洗净切片；菠萝削皮切块。

❷ 油锅烧热，猪肉沾蛋液，裹生粉，放入油锅炸至金黄色，捞出控油。

❸ 锅中留余油，倒入红椒炒香，放入菠萝炒出汁，倒入炸好的猪肉，放入番茄酱，清水煮沸收汁。

功效

菠萝含有丰富的消化酶，有助于体内分解脂肪。可健脾开胃，促进食欲。

核桃仁炒芹菜

材料

A			B		
芹菜	300g		食用油	5mL	
核桃仁	100g		食盐	2g	
味精	2g				

芹菜　　　　核桃仁

做法

❶ 芹菜去叶留茎，洗干净后切成小段，再放入沸水中焯熟，然后捞出过凉、沥水、装盘。

❷ 炒锅内倒油烧热，放入核桃仁炒香后将核桃仁压碎。

❸ 把炒锅内的油和核桃碎一起浇淋在芹菜上，调入食盐、味精，拌匀即可。

功效

此菜具有平稳血压的功效，并且有助于保护脑神经和心脑血管，预防动脉硬化。

❤ 健康美味提示

菠萝

菠萝不仅是一种可食用的美味水果，又因它气味芬芳，还可放置于车内、冰箱内、厨房内或卫生间内，作为"除臭剂"使用。·

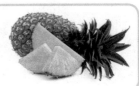

少食多餐控体重，多食蔬果除血脂

肥胖高血压患者怎么吃

　　一般来说，腹部肥胖经常合并脂肪肝、高脂血症、糖尿病、高血压、冠心病。所以，肥胖是一个很严重的公共卫生问题，特别是现在，孩子常常体重超重，结果小学生就出现动脉硬化、脂肪肝，应引起大家的高度重视。

✚ 肥胖高血压患者的表现形式及危害

　　肥胖与高血压之间有密切的关系。体形较胖的人十分容易患上高血压，有些人甚至在儿童时期就出现了高血压的倾向。20～30岁的肥胖人群，高血压患病率比同龄正常体重的人群高出一倍。40～50岁的肥胖人群，高血压患病率比非肥胖者高出50%。另外，超重程度与高血压也密切相关。体重越重，患高血压的危险性就越大。

✚ 疾病小知识：三大因素引发肥胖人群高血压

　　肥胖人群的血液总容量较高，因此心脏血液的输出量就会增多，每分钟排入血管的血量也随之增加，容易出现高血压。这是其一。其二，肥胖人群常多食，交感神经的活动增强，去甲肾上腺素的活性增强，易导致血压升高。其三，肥胖人群血液中的胰岛素水平较高，钠的蓄积成为血压升高的又一个原因。

✚ 来自医师的忠告：控制体重，稳定血压

　　肥胖是体内脂肪非正常的堆积，容易引起血压升高。对于肥胖的高血压患者，最好的降压方法就是减肥。据研究，此类患者只需减重10%，就能使血压明显下降，治疗效果比服用降压药更显著。所以，肥胖的高血压患者应该及早调整自己的生活方式，通过减肥降压，这样才能拥有健康，延年益寿。

♥ 这样饮食效果好

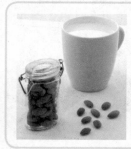

　　● 患者要控制每天的饮食总热量，适量进食富含优质蛋白的食物，如脱脂牛奶、鱼虾等，尽量少吃或不食高脂食物，如肥肉、动物油等。

　　● 多吃新鲜蔬菜和水果，如冬瓜、黄瓜、番茄、胡萝卜、苹果等，有助于润肠通便，消脂减肥。

　　● 日常生活中多饮绿茶，有减肥作用。

🍴 经典降压药膳大集合

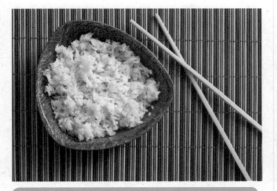

薏仁糙米饭

材料

A	糙米	100g
	薏仁	50g

糙米　　　　薏仁

做法

❶ 糙米、薏仁提前8小时淘洗干净，并且用清水分别浸泡至变软。

❷ 把浸泡好的糙米和薏仁一起放进电饭锅中，加入适量清水，让电饭锅自动焖熟即可。

功效

> 这款米饭不仅有助于健脾除湿、消脂降压，还有助于调治湿疹等皮肤疾病。

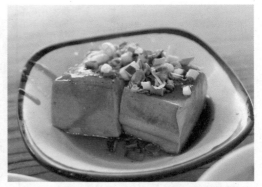

小葱拌豆腐

材料

A	小葱	200g	B	酱油	4mL
	豆腐	250g		花椒粉	2g
	香油	2mL			

小葱　　　　豆腐　　　　酱油

做法

❶ 小葱洗净焯水并切碎；豆腐切块焯水后装盘。

❷ 酱油、香油、花椒粉均适量调和凉开水后倒入小碗，做成调味汁。

❸ 把切碎的小葱撒在豆腐上，淋入调味汁即可。

功效

> 生津润燥、益气和中、润肤明目。

♥ 健康美味提示

> **薏仁的降压功效**
>
> 　　薏仁含有多种维生素和膳食纤维等营养成分，具有较好的利水、健脾养胃的功效，适宜痰湿内阻造成脾胃虚弱的高血压患者。

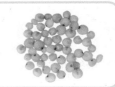

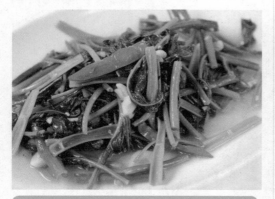

素炒空心菜

材料

A
空心菜	500g
食用油	6mL
味精	1g

B
食盐	3g
大蒜	10g

　空心菜　　　大蒜

做法

❶ 空心菜择洗干净后切成小段备用。

❷ 大蒜剥皮，洗干净后用刀拍碎切末备用。

❸ 炒锅内倒入适量食用油烧热，先放入蒜末炒香，然后放入空心菜快速翻炒至熟。

❹ 调入适量食盐、味精炒匀即可。

功效

　　这道菜清淡爽口，适合高血压患者食用，有利尿消肿的功效。

素水晶包

材料

A
面粉	400g
胡萝卜	100g
油菜	50g
香菇	100g

B
酵母	5g
食盐、味精	各5g
豆油	5mL

　面粉　　　香菇　　　油菜　　　胡萝卜

做法

❶ 面粉中混合用温水溶化的酵母，揉成面团，待其发酵；胡萝卜削皮切丝；香菇洗净切末；油菜洗净切碎，放入豆油、盐、味精拌成馅。

❷ 面团发酵后擀成面皮，包入馅料，捏成包子，沸水上锅蒸15分钟。

功效

　　香菇中富含维生素和钙、镁等矿物质，有助于松弛肌肉和神经，缓解紧张、焦躁、易怒的情绪，并能帮助入睡。

❤ 健康美味提示

> 空心菜
>
> 　　空心菜盛产于我国南方农村，有清热除火、利尿消肿、通便抗癌、养阴补虚的功效。

🍴 经典降压药膳大集合

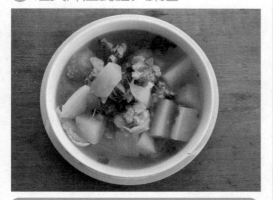

白萝卜排骨汤

材料

A			B		
排骨	500g		白胡椒粉	3g
白萝卜	500g		干红辣椒	10g
茶、陈皮	10g		食盐	5g

排骨　　白萝卜　　生姜　　干红辣椒

做法

❶ 白萝卜去皮洗净切薄片；茶叶、陈皮用纱布包起，干红辣椒备用。排骨洗净切块后焯水。

❷ 砂锅中倒入温水，放入排骨、干红辣椒和调料包，烧开后改小火煮2小时，放入白萝卜继续煮20分钟，调入食盐、白胡椒粉即可。

功效

健脾开胃、消食去积、解脂降压。

白灼芦笋

材料

A			B		
芦笋	500g		食用油	6mL
葱花	10g		生抽、醋	各6mL
姜末、蒜末	各10g		白糖	3g

芦笋　　生抽　　生姜

做法

❶ 芦笋洗净切小段，放入沸水中焯余至熟，捞出过凉沥水装盘；把生抽、醋、白糖和适量凉开水调匀成糖醋汁备用。

❷ 锅中倒油烧热，放入葱花、姜末、蒜末炒出香味，倒入糖醋汁烧至浓稠，浇淋在芦笋上即可。

功效

这道菜纤维含量高、热量低，富含多种维生素，有助于降脂降压、控制血糖。

❤ 健康美味提示

让排骨汤中含有更多钙

煲排骨汤时，在汤锅中滴入几滴醋，有助于将排骨中的钙质溶出，使汤水富含钙质，有助于人体补钙。

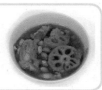

要美味，更要健康

这些食材应慎食

饮食疗法最重要的就是要完全遵守"少盐、均衡、限制热量"这个原则。对于违背这个原则的许多食物，患者需要坚决远离，不可以因为一时馋嘴而放任，以致对病情产生不良影响。

➕ 辛辣食物要少食

高血压患者要少吃辛辣食物，例如葱、大蒜、生姜、韭菜、辣椒、洋葱等，尤其是辣椒更要忌食。同时，在烹饪的过程中也尽量少用或者不用辛辣的调料，例如芥末、桂皮、八角、花椒、胡椒等。因为无论辛辣的食物还是辛辣的调料都属于热性食物，一旦高血压患者有发热、便秘、疼痛等症状时，再食用这些辛辣的食物和调料，很容易进一步加重症状，并抵消降压药能够起到的效果。

➕ 油腻食物要忌嘴

高血压患者一定要约束自己的嘴。像油糕、油饼、油条、炸鸡翅、炸薯条等油炸油煎的食物，虽然美味可口，但热量高，脂肪含量高，摄入人体后很容易粘在血管壁上，并在血管壁上沉积下来，时间长了，血液流动的空间就会减少，从而引起血管阻力增大，导致血压升高。另外像红烧肉、东坡肘子、糕点甜食及动物内脏等，属高脂、高糖、高胆固醇食物，容易让人肥胖，使血压、血脂和血糖增高，也要尽量不吃。

➕ 高盐美食绕道行

高盐饮食会导致血压升高，这已经是高血压防治中的一条常识。食盐的主要成分是氯化钠，过量摄入盐会使人体中的钠元素超标，造成体内的水和钠潴留，导致血管的管腔变细，血管阻力增加，使得血压上升。同时，体内积存过量的钠还会增加肾脏负担，造成排钠障碍，并且还可能对抗降压药物的作用，影响降压效果。所以，类似香肠、熏肉、咸肉、火腿、罐头等食物，虽然美味，但都要尽量少吃或者不吃。

♥ 这样饮食效果好

● 每日在6g食盐的范围内，将食盐分别放入各道菜中，结果可能是每一样菜的味道都很淡，吃起来没有味道。因此，在某一道菜中加入适量的食盐以保证菜的可口，其他的菜中则减少盐量或不放盐，这样既可以控制盐分的摄入，又可以享受到可口的饭菜。

❤ 盘点高血压病的忌口食材

肥肉

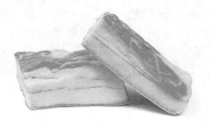

　　肥肉中含有大量脂肪，摄入人体后，脂质容易沉积于血管壁上，加重血管负担，令血管硬化或变窄，引起血压升高。

羊肉

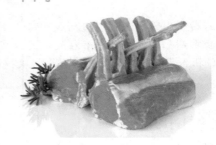

　　羊肉性热，虽有祛寒作用，但高血压患者不宜长期大量食用。

快餐

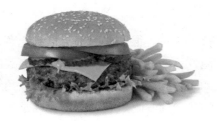

　　快餐中通常含有过高的脂肪量，易引起高血脂，加重血管负担，进而诱发高血压。

浓茶

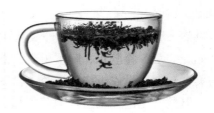

　　浓茶中的茶碱含量高，容易使大脑兴奋，引起不安、失眠、心悸等症状，令血压升高。

酒

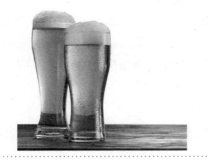

　　饮酒会使心率增快，血管收缩，血压升高，还会促使钙盐、胆固醇等沉积于血管壁上，加速动脉硬化。所以，高血压患者要忌酒。

咸鸭蛋

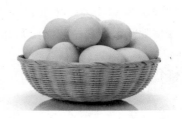

　　咸鸭蛋属于盐腌类食品，含盐量非常高，经常食用这类食品会摄入过量钠盐。应尽量少食，最好不食。

不良的饮食习惯指日常养成的、对自身健康不利的饮食习惯

纠正不良的饮食习惯

防治高血压的要点可以概括成一句话：改变坏的生活方式，养成良好的生活习惯。饮食方面更是如此，许多患者在发病时通常伴有抽烟、嗜酒、喜食口味较重的食物、蔬果类食物摄入很少等不良的饮食习惯，改掉这些坏习惯是治疗高血压的第一步。

➕ 面条中的隐患

很多人喜欢吃面条，有些人甚至一日三餐都食面条。殊不知面条吃得太多也会对血压产生影响。因为不管是炸酱面、打卤面还是热汤面，都会用到调料，尤其食盐、酱油、味精更是不可少。此外，买回家的面条，不管是湿面还是挂面，在制作过程中也会添加盐。因此，对于高血压患者来说，吃面条要适可而止，尤其那些正在服用降压药的高血压患者，只有在血压较平稳的前提条件下，才可以适量吃点面条。

➕ 腌菜泡菜要少吃

腌菜、泡菜是传统中国饮食文化中的一道特色菜肴。很多家庭都会自制腌菜、泡菜，如腌酸菜、腌萝卜、腌雪里蕻、泡辣椒、泡豇豆、泡萝卜等。用腌菜、泡菜制作出的美食通常也是佐饭佳肴，诱人食欲大开，如酸菜炒肉、雪里蕻炖肉、酸豆角炒肉末等。但是，无论腌菜还是泡菜，都含有太多的盐，偶尔吃点有助开胃，经常吃就容易过量摄入盐，引起血压升高。

➕ 喝汤也有错

煲汤是中国人的传统饮食习惯，特别是广东人，喝汤是必不可少的，近些年来，喝汤更是成为一种时尚，甚至被提升到养生保健的高度。但是，高血压患者最好少喝汤。因为在各种汤料中，普遍含有大量的游离氨基酸及脂肪、盐，尤其是饭馆中的汤，往往还会添加许多口味重的调料。如果在天气寒冷、环境干燥或几乎不出汗的情况下，经常喝汤很容易引起血压升高，且尤其不利于高血压患者的健康。

⚫ 这样饮食效果好

摄取优质蛋白质是饮食首选

●蛋白质是保持健康的重要物质基础，不可忽视。标准体重的成人所必需的蛋白质为每千克体重1~1.2g，相当于3~4份高蛋白食品，其中动物蛋白与植物蛋白应各占一半，而理想的动物蛋白又应是鱼类与肉类各占一半。

🍴 经典降压药膳大集合

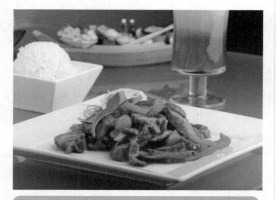

黑椒牛柳

材料

A			B	
牛肉	400g		料酒、生抽	各4mL
青、红椒	各1个		白糖、淀粉	各3g
食用油	8mL		黑胡椒粉	8g

牛肉　　青、红椒　　黑胡椒

做法

❶ 牛肉洗净后切薄片，用料酒、生抽、淀粉腌10分钟；青、红椒洗净后切片。

❷ 碗中放料酒、生抽、白糖、黑胡椒粉、淀粉调成芡汁。

❸ 锅中倒油烧热，入牛肉迅速炒至变色。放青、红椒继续翻炒，再倒入芡汁炒匀即可。

功效

　　这道菜中含有丰富的蛋白质和钙，有助于补充能量、提高免疫力、帮助病人调节血压。

扬州炒饭

材料

A			B	
米饭	200g		胡萝卜、香菇	各100g
鸡蛋	1个		食用油	6mL
虾仁、青豆	各50g		食盐	4g

米饭　　鸡蛋　　虾仁　　青豆

做法

❶ 鸡蛋搅成蛋液；虾仁、青豆洗净；胡萝卜洗净切丁；香菇洗净切丁。

❷ 锅中油烧至八成热，放入虾仁、胡萝卜丁、香菇丁、青豆翻炒至快熟时，淋入蛋液快炒至成形，再倒入米饭迅速炒散，最后调入食盐炒匀即可。

功效

　　这道米饭营养丰富、美味可口，有助于补给能量、调理脾胃、促进食欲。

♥ 健康美味提示

黑胡椒

　　黑胡椒是欧洲风格菜肴中的传统香料，有消食去积、暖胃温腹的功效，还有助于缓解食物中毒的症状。

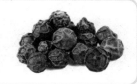

根据个人体质，平衡膳食

高血压患者的一周膳食计划

　　方案A全面平衡饮食结构，在控制热量的基础上保证营养均衡；方案B有助于肝肾滋补和排毒，减少降压药的副作用；方案C在消脂降压的同时，健脾开胃，促进食欲；方案D以补养气血，调养心神为主，适合高血压并发心脑血管疾病及气血不足之人。

方案A菜肴鉴赏

香菇肉包	五谷豆浆	冬菇海参清汤	鸡汁菜花
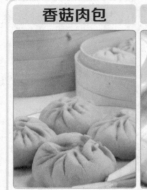			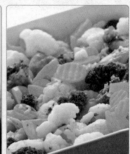
化痰理气、益胃和中	调和五脏、镇静神经	滋阴清热、补虚养肾	温中益气、健脑强身

A 营养均衡不发胖

	星期一	星期二	星期三	星期四	星期五	星期六	星期日
早餐	全麦面包 黄豆豆浆	烧饼 小米粥	馒头 五谷豆浆 煎鸡蛋	香菇肉包 糙米粥	豆沙包 银耳莲子羹	煎饼 脱脂牛奶	素馅包子 玉米渣粥
午餐	糙米饭 芹菜炒牛肉 紫菜豆腐汤	蛋炒饭 醋炒红薯丝 拌油菜	杂粮米饭 西兰花炒肉 胡萝卜汤	扬州炒饭 炝拌土豆丝 薏米南瓜汤	白米饭 银鱼煎蛋 冬菇海参 清汤	打卤面 椿芽拌黄豆 紫菜汤	八宝米饭 蒜薹鸭丝 海带牡蛎汤
晚餐	番茄鸡蛋面 醋拌黄瓜丝 苹果柠檬汁	菠菜粥 番茄菜花 拌海带丝	素馅蒸饺 芹菜拌桃仁 油菜汤	牛肉汤面 姜汁菠菜 大麦茶	三鲜馄饨 凉拌粉丝 双仁拌茼蒿	西兰花粥 土豆炖豆角 肉末茄子	萝卜馅饺子 糖醋萝卜丝 丝瓜汤

☺ 专家话健康

● 要想限制饮食热量，必须控制主食中脂肪的摄入量，尽量少吃或不吃糖果点心、偏甜饮料、油炸食品等热量高的食物。主食可以选择玉米面、小米、荞麦等。

● 吃富含钾、镁、碘、锌等元素的食物，有助于平稳血压，保护心脏。

● 烹饪中尽量少用盐，尽量少吃酱菜等盐腌食品。

☺ 方案B菜肴鉴赏

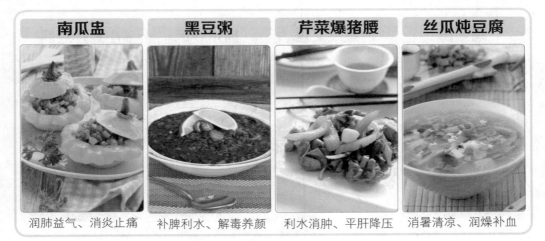

南瓜盅	黑豆粥	芹菜爆猪腰	丝瓜炖豆腐
润肺益气、消炎止痛	补脾利水、解毒养颜	利水消肿、平肝降压	消暑清凉、润燥补血

B 滋肝补肾好排毒

	星期一	星期二	星期三	星期四	星期五	星期六	星期日
早餐	黑豆粥 豆面小窝头	牛肉花卷 小枣高粱粥	黑米面馒头 粟米粥	家常煎饼 小米鸡蛋粥	葱油饼 萝卜肉粥	椒香花卷 脱脂牛奶	黑米面馒头 红豆豆浆
午餐	排骨焖饭 西芹炒百合 丝瓜炖豆腐	荷叶鸡肉饭 香菇菜心 杂蔬清汤	蘑菇焖饭 酸汤鸭子 白灼芥蓝	肉末菜饭 田园菜头汤 葱烧海参	四菌烩饭 芹菜爆猪腰 南瓜盅	豌豆焖饭 青椒炒鸡蛋 紫菜虾干汤	蛋炒番茄饭 酿冬菇 冬瓜排骨汤
晚餐	素馅包子 金银鸭粥 凉拌山药	什锦鸡蛋面 银耳烩菜心 凉拌豆芽	酸菜水饺 紫米粥 白煮花生	茄汁牛肉面 凉拌茄子 手剥竹笋	小笼馒头 山楂乌梅粥 三丝烩凉瓜	冬菇炒面 三鲜鸡汤 油菜汤	韭菜盒子 香菇粥 凉拌苦瓜

😊 专家话健康

- 一份高蛋白食品相当于：50g瘦肉，或100g豆腐，或1个大鸡蛋，或25g黄豆，或100g鸡鸭鹅肉，或100g鱼虾。
- 动物蛋白以鱼虾最好，植物蛋白以豆类最好。鱼类蛋白有明显的预防动脉硬化作用。
- 由于肥胖的人脂肪多在身体的上半部沉积（内脏和腹部），故我们可粗略将女性腰围≥85厘米、男性腰围≥98厘米定为肥胖。

🍚 方案C菜肴鉴赏

鸡蛋羹	清蒸三文鱼	扬州炒饭	小葱拌豆腐
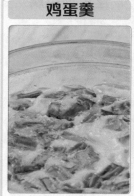	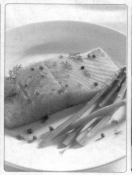	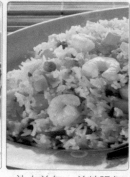	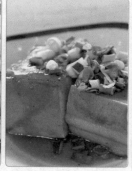
滋阴养血、润燥安胎	滋胃养胃、补虚润肤	补中益气、益精强智	减肥降压、润肺止咳

C 消脂降压健脾胃

	星期一	星期二	星期三	星期四	星期五	星期六	星期日
早餐	全麦土司 薏仁豆浆	豆渣馒头 紫米百合粥 鸡蛋羹	玉米面发糕 芹菜粥	荞麦花卷 黑豆豆奶	南瓜饼 脱脂牛奶	芝麻烧饼 八宝粥 白煮鸡蛋	菠菜锅贴 花生豆浆
午餐	南瓜粳米饭 木耳炒肉 海带排骨汤	小米南瓜饭 芹菜炒牛肉 香菇冬笋汤	红薯糙米饭 清蒸三文鱼 三鲜香菇汤	薏仁饭 洋葱炒土豆 山药排骨汤	炸酱面 小葱拌豆腐 西红柿汤	海苔拌饭 虾皮烧南瓜 蘑菇鸡片汤	扬州炒饭 凉拌双耳 黄瓜鸡蛋汤
晚餐	排骨汤面 凉拌腐竹 荷叶茶	荠菜馄饨 凉拌绿豆芽 猕猴桃汁	燕麦粥 苹果炒鸡柳 荠菜炒香菇	芹菜馅饺子 凉拌木耳 香菜冬瓜汤	绿豆饭 黄瓜海蜇丝 香菜鱼片汤	西兰花粥 土豆片 凉拌魔芋	虾仁烧卖 炒西葫芦 番茄白菜汤

☺ 专家话健康

● 少吃肥肉和各种动物性油脂，食用油尽量选择山茶油、茶籽油、豆油、花生油、葵花子油等植物油。

● 黑木耳、芹菜、山药、银耳有助于消脂降压，强健脾胃，可以适量多吃。

● 大豆富含植物性蛋白质，有助于保护心血管，还可预防中风和降低胆固醇。

🥄 方案D菜肴鉴赏

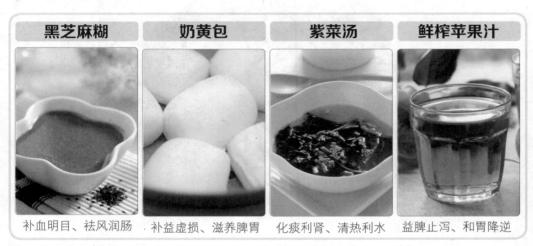

黑芝麻糊	奶黄包	紫菜汤	鲜榨苹果汁
补血明目、祛风润肠	补益虚损、滋养脾胃	化痰利肾、清热利水	益脾止泻、和胃降逆

D 补气养血又护心

	星期一	星期二	星期三	星期四	星期五	星期六	星期日
早餐	红豆凉糕 杂豆豆浆	奶黄包 香菇虾仁粥	枣泥山药饼 枸杞黄芪粥	蝴蝶花卷 豆腐脑	萝卜丝酥饼 鲜榨苹果汁	马拉糕 黑芝麻糊	小米蜂糕 黑木耳粥
午餐	菜包饭 草菇鸡丝 椿芽蚕豆	海鲜烩饭 冰镇莴笋 雪菜豆腐汤	茄汁鱼柳饭 干煸四季豆 三鲜冬瓜汤	龙凤炒饭 萝卜炒木耳 乌鸡汤	素荤焖饭 鱼香茭白 腐竹牡蛎汤	萝卜蛋炒饭 香芹拌豆干 黄瓜肉片汤	三椒牛肉饭 米汤炒南瓜 荠菜炒冬笋
晚餐	蘑菇鸡肉饺 青菜粥 什锦干丝	鲜虾云吞面 紫菜汤 素炒三丝	荞麦面蒸饺 鲜鱼片粥 炒土豆丝	三丝汤面 蒜蓉丝瓜 皮蛋豆腐	凤菇包 红薯粥 烧竹笋	刀削面 腐皮凉粉 炝炒西葫芦	笋肉馄饨 鸡汁土豆泥 凉拌莲藕

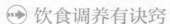 饮食调养有诀窍

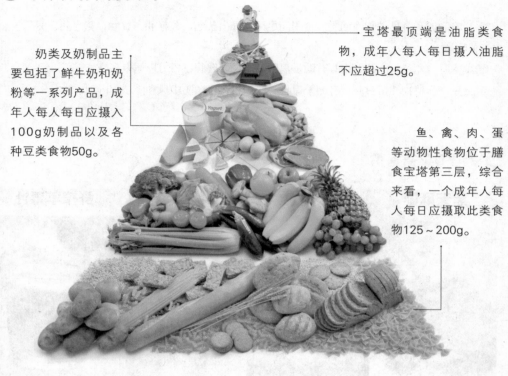

奶类及奶制品主要包括了鲜牛奶和奶粉等一系列产品，成年人每人每日应摄入100g奶制品以及各种豆类食物50g。

宝塔最顶端是油脂类食物，成年人每人每日摄入油脂不应超过25g。

鱼、禽、肉、蛋等动物性食物位于膳食宝塔第三层，综合来看，一个成年人每人每日应摄取此类食物125～200g。

膳食均衡促健康

高血压患者的饮食结构要均衡，以谷类为主，粗细粮搭配，多吃蔬菜、水果和薯类食物，每天吃适量的奶制品、豆制品，经常吃鱼、瘦肉，烹饪中尽量少用油和盐，饮食宜清淡。此外，三餐的分配要合理，零食尽量不要吃，多喝水，忌饮酒。

营养膳食巧搭配

患者每日的饮食，按"一、二、三、四、五、六"的搭配原则，即一粒水果、两小盘蔬菜、三调羹植物油、四小碗米饭、五种蛋白质（鱼/肉/蛋/奶/豆）、六杯水。通过调控饮食搭配，可以达到控制血糖、血脂和体重，稳定血压的目的。

饮食多样多营养

高血压患者宜遵循"红、黄、绿、白、黑"的饮食搭配原则。在这里，"红"指红葡萄酒，"黄"指黄色蔬菜，"绿"指绿茶，"白"指燕麦片和牛奶，"黑"指黑木耳。红葡萄酒有助于抗氧化，保护血管；黄色蔬菜富含胡萝卜素；绿茶抗氧自由基和抗动脉粥样硬化；黑木耳有助于降胆固醇；牛奶和燕麦有助于补充能量，降血脂。饮食合理搭配，全面多样，既保证营养，又有益健康。

Part 3

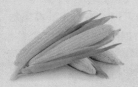 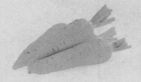 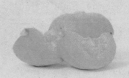

选对平稳血压的食材

在日常生活中，许多食物都有其独特的平稳血压的功效，例如黄豆、黑豆、薏米、荞麦、燕麦、芹菜、金针菇、马铃薯、番茄、苹果、山楂、柚子等。这些食物通常富含多种氨基酸、维生素、不饱和脂肪酸以及钙、钾、硒、镁、磷、铁、铜、锌等矿物质和微量元素，有助于清洁血液、软化血管，预防动脉硬化，降低血脂、稳定血压。

玉米

利尿排毒、调和脾胃

降压关键词：膳食纤维

玉米富含粗质纤维素、维生素E、钙、镁、硒和不饱和脂肪酸等成分，能降低血液中的胆固醇和甘油三酯含量，防止动脉粥样硬化，帮助降低血压。

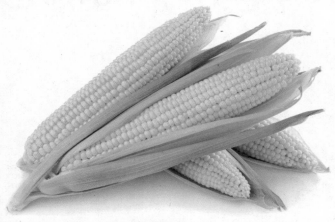

别名：苞谷、苞米、棒子。
主产地：山东、河南、河北、四川、贵州。
主治疾病：水肿、小便淋沥、黄疸、胆囊炎。
适用人群：高血压、高脂血症、动脉硬化患者。
主要功效：健脾益胃、防癌抗衰、降压降糖、通便排毒。

热量：112kcal/100g　　每日食用量：50~100g

✅ 专家教你这样吃

玉米煮熟或炒熟后，能释放出更多营养物质。煮玉米的水有助于预防泌尿系统感染。玉米上的白色胚芽有助于保护心脑血管，最好一同食用。

 玉米 ＋ 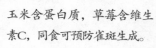 草莓　　玉米含蛋白质，草莓含维生素C，同食可预防雀斑生成。

 玉米 ＋ 松子　　两者搭配可辅助治疗干咳少痰、皮肤干燥等病症。

🍲 养生食疗

玉米糊

材料：
鲜玉米粒 20g、红枣 5颗、大米 50g。

制作方法：
❶ 将大米、鲜玉米粒和红枣洗净备用。
❷ 将上述食材放入豆浆机，加水按选择键。倒出米糊即可。

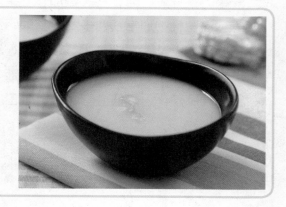

🍴 经典降压药膳大集合

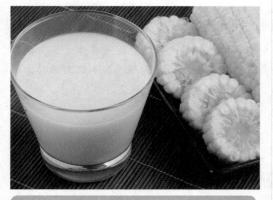

玉米汁

材料

A　新鲜玉米　500g

新鲜玉米

做法

❶ 玉米棒子择去外面的皮后，用清水略微先干净。洗净后放入沸水中煮熟，晾凉备用。
❷ 把玉米粒从放凉的熟玉米棒子上剥下来。
❸ 把玉米粒放进榨汁机中，加入适量凉开水搅打榨成汁。

功效

玉米富含谷胱甘肽、氨基酸等成分，有助于提高大脑细胞活力，增强记忆，延缓衰老。

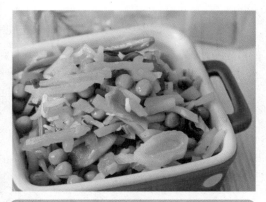

奶香玉米炒豌豆

材料

A			B		
玉米粒	200g		黄油	10g	
豌豆	200g		白糖、食盐	各4g	
胡萝卜	200g		牛奶	100mL	
青、红椒	各50g				

豌豆　　玉米粒　　胡萝卜　　青、红椒

做法

❶ 玉米洗净后与牛奶、白糖同煮，熟后捞出沥水；豌豆洗净；胡萝卜削皮切丝；把豌豆和胡萝卜丝焯余2分钟；青、红椒洗净切丝。
❷ 黄油放锅中融化，放入青、红椒、豌豆、胡萝卜、玉米粒翻炒至熟，调入食盐即可。

功效

这道菜富含膳食纤维和多种维生素，有助于提高人体免疫力，润肠通便，且还能防治便秘。

❤ 健康美味提示

●蛋白质摄入要适量。蛋白质多了，其分解代谢时会增加肾脏的负担，还会增加肠道的负担；蛋白质太少，又会造成营养不良。

小米

除热解毒、补血益气

降压关键词：镁元素、钾元素

小米富含磷、镁、钾等成分，能促进身体发育，调节体内酸碱平衡，增强心脏活力，调节神经和肌肉活动，帮助平稳血压，有效预防心脏病和中风。

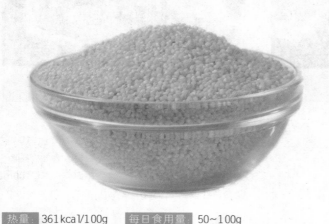

别名：粟米、稞子、秫子。
适宜人群：老人、病人、产妇
性味：性凉，味甘。
主治疾病：脾胃虚热、反胃呕吐。
主要功效：和中益肾、养胃健脾、滋阴补虚。

热量：361kcal/100g　每日食用量：50~100g

✅ 专家教你这样吃

小米一般主要是用来熬粥喝，要用小火慢熬，时间稍长一些，粥才会好喝。小米粥有安神、防失眠的作用，所以临睡前喝些小米粥，可以使人安然入睡。

 小米 + 黄豆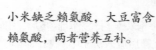

小米缺乏赖氨酸，大豆富含赖氨酸，两者营养互补。

 小米 + 桂圆

补血养颜、安神益智，适用于气血不足、失眠健忘等症。

🍚 养生食疗

小米枸杞豆浆

材料：
黄豆50g、枸杞10颗、小米1/3杯。

制作方法：
① 将黄豆提前8小时浸泡。
② 将枸杞、小米洗净，放入豆浆机内。
③ 加水，选择相关功能键，开机搅拌，煮熟后即可饮用。

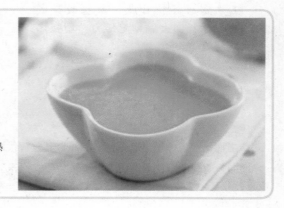

🍴 经典降压药膳大集合

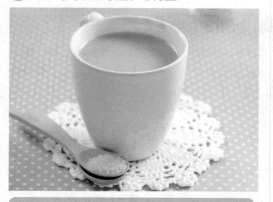

红豆小米糊

材料

A	红豆	50g
	小米	50g

红豆　　　　小米

做法

① 红豆提前8小时洗净，然后用清水浸泡。
② 小米用清水略微淘洗后沥水备用。
③ 把泡好的红豆和小米一起放入全自动豆浆机中，加入适量清水，按下豆浆机上的"米糊"功能键，搅打成红豆小米糊。

功效

红豆和小米搭配食用，有健脾养胃、清热解毒、利水消肿、益气补虚的功效，并且有助消化。

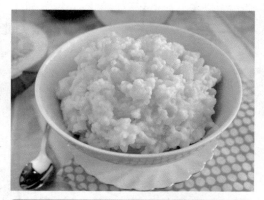

小米南瓜焖饭

材料

A	小米	200g
	南瓜	200g

南瓜　　　　小米

做法

① 南瓜削皮，洗净切丁；小米略微清洗。
② 把南瓜丁和小米倒入蒸饭锅，加适量清水，搅拌均匀后盖上锅盖，大火烧开后改小火焖煮。焖煮时，可以不时揭开锅盖，搅拌几下后再继续焖煮至熟即可。

功效

小米可以和大豆或者南瓜搭配吃。因为小米所含的氨基酸中缺乏赖氨酸，大豆和南瓜中富含赖氨酸，营养互补。

❤ 健康美味提示

● 养成每星期吃2~3次鱼的好习惯，可以有效地降低冠心病的发病率。

● 豆类蛋白有植物样雌激素作用，能减轻妇女更年期因雌激素分泌减少而引起的症状。豆类蛋白质还能预防、减少肿瘤的发生。

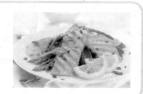

薏米

健脾除湿、除痹止泻

降压关键词：维生素、锌元素

薏米中富含B族维生素、维生素E、锌、硒、铜、锰、亚油酸等营养成分，能扩张血管，帮助降低血压，防治心血管疾病。

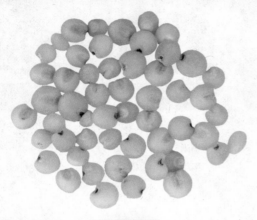

别名：薏仁、土玉米、起实。

适宜人群：患有脾胃虚弱、便溏腹泻、小便不利的人群。

性味：性凉，味甘。

主产地：四川、贵州、广州、广西、河北、山东、陕西。

主治疾病：水肿、脚气、小便不利。

热量：361kcal/100g　　每日食用量：50~100g

✅ 专家教你这样吃

薏米可以炒熟后泡水代茶饮。把炒熟的薏米磨碎成粉，每天服用薏米粉，对降低血压有帮助。薏米也可以做汤或熬粥。

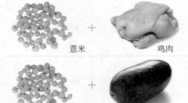

薏米 ＋ 鸡肉

两者搭配，有健脾祛湿，温中益气，补虚强身的功效。

薏米 ＋ 冬瓜

薏米健脾化湿，冬瓜清热利水，同食有良好的祛湿功效。

🍲 养生食疗

鸡肉蒸薏米饭

材料：

鸡胸肉300g、薏米100g、马铃薯、胡萝卜50g、食盐3g。

制作方法：

① 鸡胸肉洗净拍松，切成小块；马铃薯、胡萝卜洗净切小块；薏米淘洗干净，浸泡12小时。

② 把全部材料放进电饭煲内，撒入食盐，蒸熟即可。

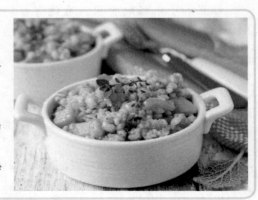

🍴 经典降压药膳大集合

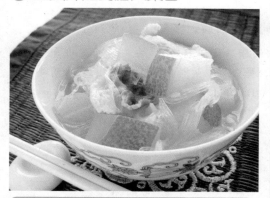

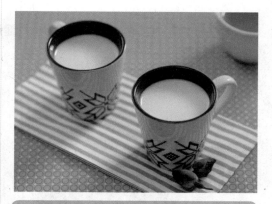

冬瓜排骨薏米汤

材料

A			B		
猪排骨	500g		食盐、鸡精	各3g
冬瓜	200g		葱段、姜片	各20g
薏米	100g		白醋	5mL

猪排骨　　　冬瓜　　　薏米

做法

❶ 猪排骨洗净后焯水；薏米洗净备用；冬瓜削皮去籽，洗净后切小块。

❷ 锅中加水，放入猪排骨、薏米、葱段，并倒入少许白醋，大火烧沸后改小火煲2小时。

❸ 放入冬瓜块，烧沸后继续煲30分钟，调入食盐即可。

功效

　　此汤营养丰富，有助于去除体内湿气，滋阴壮阳，更能为幼儿和老人有效补充钙质。

玫瑰薏米豆浆

材料

A		
黄豆	80g
薏米	50g
干玫瑰花蕾	10g

薏米　　　黄豆　　　玫瑰花蕾

做法

❶ 黄豆提前8小时淘洗干净，然后用清水浸泡。

❷ 薏米提前8小时淘洗干净，然后用清水浸泡。

❸ 干玫瑰花蕾备用。

❹ 把泡好的黄豆、薏米和玫瑰花一起放入全自动豆浆机，加适量清水搅打成浆。

功效

　　这款豆浆有活血调经、消脂降压的功效，能促进血液循环，帮助预防心血管疾病。

❤ 健康美味提示

● 鱼油对预防脑卒中、冠心病有很好的作用。

● 人体血液中的胆固醇大部分是从食物中摄入的，只有约20%是在体内生成的。因此降低胆固醇，最重要的一点是减少胆固醇的摄入，如尽量少吃动物的内脏。

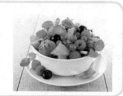

绿豆

清热消暑、利水解毒

降压关键词：蛋白质、多糖

　　绿豆中的脂肪含量只有1%左右，而淀粉含量却达55%～60%，蛋白质含量则在20%～25%，还含有丰富的钙、磷、铁和B族维生素。

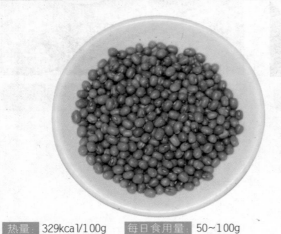

别名：青小豆、植豆。

适宜人群：高血压患者、有中毒症状的病人。

性味：性寒、味甘。

主产地：内蒙古、吉林、辽宁、黑龙江。

主治疾病：暑热烦渴、感冒发热、霍乱吐泻、痰热哮喘。

主要功效：清热消暑，利水解毒。

热量：329kcal/100g　　**每日食用量**：50～100g

✓ 专家教你这样吃

　　绿豆汤能消暑，但不宜煮太久，生绿豆加凉水煮开，大火再煮五六分钟即可。绿豆和金银花煮水，夏季能防中暑。绿豆、黄花菜、大枣煮水，也能清热消暑。

 绿豆 ＋ 莲藕

两者搭配，可以疏肝利胆，养心降压。

 绿豆 ＋ 胡椒

两者搭配，对胃寒导致的胃痛、腹泻有辅助治疗的效果。

🍲 养生食疗

大米绿豆粥

材料：

大米100g、绿豆30g。

制作方法：

① 绿豆洗净浸泡2小时；大米洗净备用。

② 两者一同放进砂锅中，熬制1小时即可，过程中要不停搅动，以免糊锅。

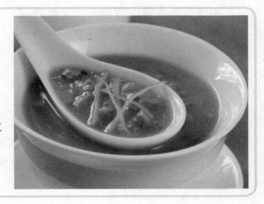

🍴 经典降压药膳大集合

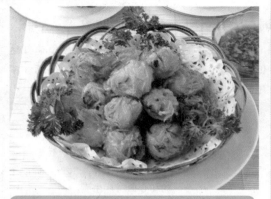

炸绿豆丸子

材料

A	白萝卜	1根	B	香菜、大葱	各10g
	绿豆面	200g		食用油	20mL
	鸡蛋	3个		食盐	3g

白萝卜　　　鸡蛋　　　绿豆

做法

① 白萝卜刮洗净切丝，沸水中略焯后捞出控水剁碎；香菜、大葱洗净切碎。把绿豆面、白萝卜、葱、香菜和匀，磕入鸡蛋，调入食盐和水，搅匀成黏稠的面糊。

② 锅内倒油烧至七成热，把绿豆面糊挤成圆形丸子，放入油锅炸至金黄色即可。

功效

富含多种维生素、胡萝卜素及钙、磷、钾、镁等成分，有助于健脾理气、利尿排毒、消除水肿。

爽口绿豆沙

材料

A	绿豆	250g
	冰糖	5g

绿豆　　　冰糖

做法

① 绿豆提前8小时洗净并浸泡，然后放入高压锅中煮20分钟。

② 把煮好的绿豆放入多功能料理机打碎。把打好的绿豆泥放入汤锅，加适量清水和冰糖，煮沸搅匀即可。冰镇后吃口感更好。

功效

绿豆富含B族维生素、葡萄糖和蛋白质，有助于清火排毒、保护肝脏、预防过敏。

❤ 健康美味提示

● 由于食入大量的膳食纤维，肠道内的细菌产生的物质可随着膳食纤维的排泄而排出，从而也将肠道内的有害物质清除出体外。

● 蔬菜中膳食纤维的含量高，膳食纤维中包括纤维素、半纤维素、胶质、藻朊酸、葡萄糖化合物等多种物质。

黄豆

健脾利水、通肠导滞

降压关键词：大豆蛋白、不饱和脂肪酸

黄豆蛋白质含量一般在35%～40%，脂肪含量可达15～20%，但其所含脂肪主要为不饱和脂肪酸和磷脂，不含胆固醇，为高血压等患者的最佳食品。

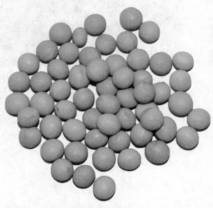

别名：大豆、黄大豆、枝豆。
适宜人群：更年期女性，糖尿病和心血管病患者。
性味：性平，味甘。
主产地：黑龙江、吉林、辽宁、山东、河北。
主治疾病：疳积泻痢、腹胀赢瘦、妊娠中毒。
主要功效：宽中导滞、健脾利水、解毒消肿。

热量：390kcal/100g　　每日食用量：50～100g

✅ 专家教你这样吃

黄豆要整粒吃才有良好的平稳血压的作用。吃黄豆时，可以将泡好的生黄豆煮熟或炒熟，炒菜或者煲汤，也可以用来煮粥。

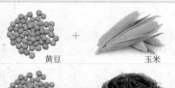

黄豆　＋　玉米　　两者搭配，营养丰富，可为身体补充足量的蛋白质和矿物质。

黄豆　＋　海带　　黄豆能补充蛋白质，而海带能补充碘，营养互补。

🍲 养生食疗

凉拌菜心黄豆

材料：
黄豆100g、菜心100g、蒜泥5g、食盐5g、香油2g。

制作方法：
1. 黄豆用水浸泡12小时；菜心洗净后切小粒。
2. 沸水中加黄豆煮2小时，加入菜心煮沸后捞起沥干水。
3. 加入蒜泥搅拌均匀后，加入适量食盐和香油调味即可。

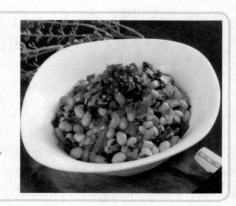

🍴 经典降压药膳大集合

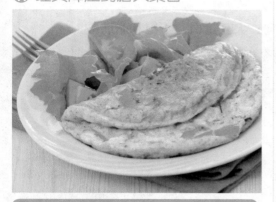

豆渣煎饼

材料

A			B		
豆渣	200g		芹菜	100g	
鸡蛋	1个		食盐	2g	
玉米面	200g		食用油	10mL	

玉米面　　　鸡蛋　　　芹菜

做法

❶ 芹菜洗净切小块，放入料理机打碎备用。

❷ 豆渣中加芹菜碎、鸡蛋、食盐和适量水，再逐渐加入玉米面，搅匀成面糊。

❸ 平底锅加热后刷少量油，倒入适量面糊，中火煎至两面都呈金黄色即可。

功效

豆渣富含膳食纤维和其他多种营养成分，豆渣制成的面食有助于润肠通便，防治便秘。

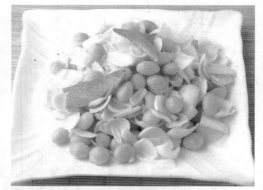

黄豆炒玉兰

材料

A			B		
黄豆	150g		食用油	6mL	
鲜百合	100g		食盐	3g	
干玉兰片	50g		鸡精	3g	

黄豆　　　干玉兰片　　　鲜百合

做法

❶ 黄豆浸泡8小时，沥水备用；鲜百合洗净沥水备用；玉笋片泡发后洗净，沥水备用。

❷ 炒锅放油烧热，倒入黄豆和玉兰片大火煸炒至熟，再放入鲜百合略炒1分钟，调入食盐、鸡精炒匀即可。

功效

这道菜富含蛋白质、维生素、粗纤维、碳水化合物及多种矿物元素，有助于平肝降压、养心安神。

❤ 健康美味提示

● 膳食纤维能阻止胆汁酸的再吸收，减少脂肪分解合成胆固醇，从而达到降低胆固醇的作用。

● 胆汁酸是由胆囊排出的帮助脂肪消化的物质。

黑豆

活血利水、健脾益肾

降压关键词：大豆蛋白，不饱和脂肪酸

黑豆富含胡萝卜素、烟酸和黄酮甙，可制作加工成豆浆、豆腐、豆腐干、豆腐皮、豆腐丝等食品，是人们不可缺少的食品之一。

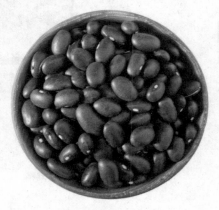

别名：橹豆、乌豆、黑大豆。

适宜人群：脾虚水肿、脚气浮肿、体虚和肾虚的人群。

性味：性平，味甘。

主产地：安徽、黑龙江、吉林、辽宁、河南。

主治疾病：肾虚阴亏、服药中毒、饮酒过多。

主要功效：活血利水、祛风解毒、健脾益肾。

热量：381kcal/100g　每日食用量：50~100g

✅ 专家教你这样吃

黑豆洗干净后装入罐中，用米醋浸泡，泡好后食豆喝醋，不仅对血压有良好的稳定作用，对糖尿病、白发等都有疗效。

 黑豆 ＋ 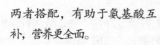 五谷

两者搭配，有助于氨基酸互补，营养更全面。

 黑豆 ＋ 鲤鱼

滋阴补肾，祛湿利水，消肿下气，补血催乳。

🥄 养生食疗

五色豆浆

材料：

黄豆10g、绿豆10g、红豆10g、黑豆10g、花生10g。

制作方法：

① 将各种豆子量好、洗净，前一天晚上提前浸泡。

② 将合部食材放入豆浆机中。

③ 加水，开机搅拌，煮熟后即可饮用。

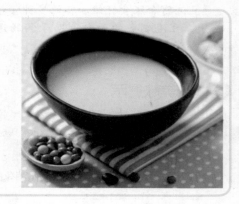

🍴 经典降压药膳大集合

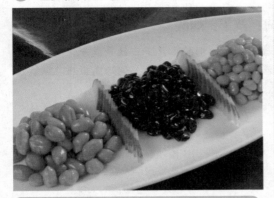

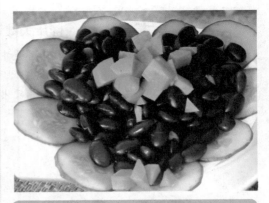

三味长寿豆

材料

A			B		
黄豆	50g		大料	5g
黑豆	50g		醋	5mL
花生	50g		味精	3g
花椒	5g		食盐	2g

花生　　　　黄豆　　　　黑豆

做法

① 黑豆和黄豆提前8小时浸泡，洗净沥水；花生略微清洗。

② 把黑豆、黄豆、花生放入锅中，放入大料、花椒、食盐，加适量水，烧沸后改小火把所有食材煮熟，捞出沥水晾凉。

③ 所有食材和调料拌匀即可。

功效

这道菜有养肝滋肾的作用，既能为身体补充能量，还有助于降血脂和降血压。

凉拌黑豆

材料

A			B		
黑豆	100g		酱油、醋	各8mL
胡萝卜	50g		香油	2mL
黄瓜	40g		食盐	2g

黑豆　　　黄瓜　　　胡萝卜　　　醋

做法

① 黑豆提前8小时洗净并浸泡；胡萝卜削皮，洗净切丁；黄瓜洗净切薄片。

② 锅中倒水烧沸后先放入黑豆煮2小时，再放入胡萝卜丁略煮1分钟，捞出沥水晾凉。

③ 全部食材和调料拌匀即可。

功效

这道菜有养阴、补气、强身的作用，有助于预防动脉血管硬化，防衰抗老，改善便秘症状。

❤ 健康美味提示

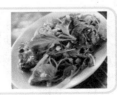

● 蔬菜的膳食纤维含量在1%左右。人一天需要约10g膳食纤维，相当于400g蔬菜、100g水果所含膳食纤维的量。

● 凉拌及煮熟有利于保护膳食纤维。

荞麦

健胃消积、促进代谢

降压关键词：芦丁、烟酸

荞麦中含有丰富的烟酸、芦丁、镁等成分，有助于降低体内血脂和胆固醇，保护心血管，调治高血压症状，防止动脉硬化。

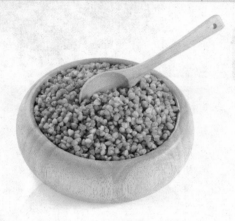

别名：花麦、三角麦。

适宜人群：食欲不振，肠胃积滞，慢性腹泻的人群。

性味：性平，味甘。

主产地：东北、华北、西北、西南。

主治疾病：积滞、热肿风痛、白浊白带。

主要功效：降气宽肠，益脾胃、长气力。

热量：292kcal/100g　每日食用量：50~100g

✅ 专家教你这样吃

荞麦的吃法有很多，可以煮粥、烙饼，还可以把荞麦做成荞麦面和荞麦凉粉。常吃荞麦，除了有效降血压，防治多种心血管疾病外，还有助于健胃止痢。

 荞麦　＋　 牛奶

荞麦中的蛋白质缺少精氨酸和络氨酸，牛奶能补其不足。

荞麦　＋　 鸡肉

两者搭配食用，有助于降血脂和降血压。

🍲 养生食疗

凉拌荞麦面

材料：
荞麦面100g、青椒10g、红椒10g、生抽6mL、醋 6mL、食盐、白糖各3g、辣椒油3mL。

制作方法：
① 荞麦面煮软捞出过凉水；青、红椒切碎。
② 生抽、醋、食盐、白糖、辣椒油调兑成一碗调味汁。
③ 荞麦面中加入青、红椒碎和调味汁，拌匀即可。

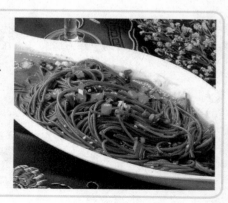

🍴 经典降压药膳大集合

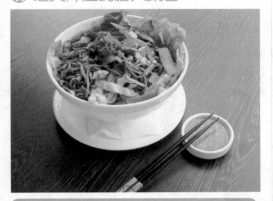

日式荞麦面

材料

A			B		
荞麦面条	250g		绿芥末	2g	
鸡蛋	1个		日式七味粉	3g	
绿色蔬菜	50g		日式酱油	5mL	
火腿	50g		白糖	2g	

荞麦面条	鸡蛋	火腿	绿色蔬菜

做法

❶ 鸡蛋打成蛋液，煎成蛋皮，切丝备用；火腿切片；蔬菜洗净。荞麦面条放入沸水中煮熟捞出，冰镇后沥水。

❷ 炒锅中倒入日式酱油，放入白糖、绿芥末、七味粉，加适量清水煮成面汁。所有食材盛出淋入面汁调匀即可。

功效

这道主食营养丰富，开胃生津，有助于降血脂、降血压，消脂减肥，防治心血管疾病。

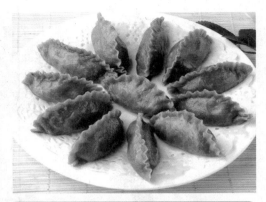

荞麦蒸饺

材料

A			B		
荞麦面粉	300g		葱花	10g	
豆角	50g		食盐	5g	
牛肉馅	100g		香油	3mL	

荞麦面粉	牛肉馅	豆角	葱花

做法

❶ 豆角沸水焯熟并剁碎；豆角和牛肉馅一起放入盆中，放入所有调料，拌匀成馅。面粉中加食盐，用开水把面烫透，揉成面团，醒20分钟。

❷ 将面团切成剂子，擀成圆皮，包入馅料，捏成饺子形状，沸水蒸10分钟即可。

功效

这道面点具有健脾开胃、消脂瘦身的作用，有助于调治高血压、高血脂，增强人体免疫力。

❤ 健康美味提示

● 四季豆、芸豆、菠菜、芹菜、红薯、芋头等都含有大量的膳食纤维。

● 水果中也含有较多的以胶质为主的膳食纤维，像苹果中约含有25%的胶质，而且苹果皮的胶质含量最高。

豆腐

高蛋白、低脂肪

降压关键词：高钙、高铁

豆腐营养丰富，含铁、钙、磷、镁及其他人体必需的营养成分，并且不含胆固醇，常食豆腐有助于平稳血压和血脂，有效预防动脉硬化、冠心病等疾病。

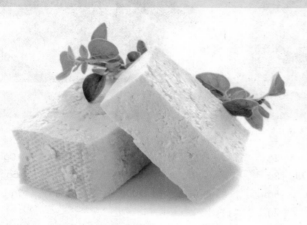

适宜人群：老人、儿童、久病体虚的人群。

性味：性凉，味甘。

主产地：中国、日本。

主治疾病：消除胀满、通大肠浊气、清热散血。

主要功效：益气宽中、生津润燥、调和脾胃。

热量：82kcal/100g　每日食用量：50~100g

✔ 专家教你这样吃

豆腐忌与蜂蜜、鸡蛋、红糖、葱同食。豆腐与蜂蜜同食易致腹泻；与红糖、鸡蛋同食影响人体对蛋白质的吸收。

 豆腐 ＋ 白萝卜　两者同食，养生功效互补。

 豆腐 ＋ 鱼类　豆腐的蛋白质中缺乏蛋氨酸和赖氨酸，鱼能弥补其不足。

🥄 养生食疗

鱼头豆腐汤

材料：

豆腐300g、鲜鲢鱼头1个、醋5mL、姜10g、葱10g、高汤500mL、食用油5mL。

制作方法：

❶ 鱼头洗净，剁成几块；豆腐切成厚片；姜洗净切片；大葱切段；炒锅下油烧热，将鱼头入锅煎3分钟，表面略微焦黄后加入高汤大火烧开。

❷ 水开后放醋，煮沸后放入豆腐、葱段、姜片，盖锅焖炖20分钟。汤烧至奶白色后调入食盐即可。

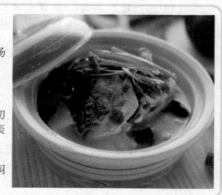

🍴 经典降压药膳大集合

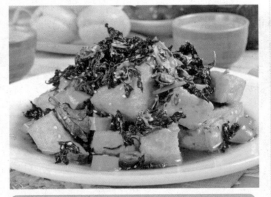

家常烧豆腐

材料

A	豆腐	300g	B
	食用油	6mL	
	生抽	4mL	

香菜、红椒	各20g
姜末、蒜末	各10g
水淀粉	10mL

豆腐　　　香菜　　　红椒　　　生姜

做法

❶ 豆腐切方块；红椒、香菜洗净切末。炒锅倒油烧热，豆腐块煎至两面焦黄后盛出。

❷ 锅中留少量余油，放入姜、蒜末炒香，调入生抽，加适量水烧沸，放入豆腐至吸足汤汁盛出。锅中放入红椒、香菜略烧，淀粉勾芡，浇淋在豆腐上即可。

功效

　　常食豆腐有预防心血管疾病的作用，且有助于患者病后调理，女性美容肌肤。

老北京豆腐脑

材料

A	黄豆	100g	B
	内酯	20g	
	酱油	5mL	

辣椒油	3mL
味精	2g

黄豆　　　红辣椒　　酱油

做法

❶ 黄豆提前8小时洗净并浸泡充分之后；泡好的黄豆放入豆浆机打成豆浆。

❷ 小碗内用水化开做豆腐脑用的内酯，然后倒入豆浆中。

❸ 豆腐脑凝固成型后盛入碗中，调入调料即可。

功效

　　豆腐脑中富含氧化剂、钙、矿物质和维生素等营养成分，具有补虚润燥、清肺化痰的功效。

❤ 健康美味提示

● 高血压患者应该多食含钾、钙丰富而含钠低的食物，要尽量少食用肉汤类食物，因为这类食物中含氮浸出物高，会增加体内的尿酸，加重心、肝、肾的负担。

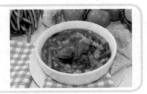

芹菜

清热平肝、降压利水

降压关键词：芹菜素

芹菜是一种脆嫩而别有风味的香辛蔬菜，也是人们常食的蔬菜之一，杜甫赞美芹菜"香芹调羹，皆美芹之功"。孟子则说："置芹于酒酱中香美。"

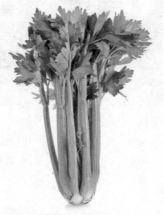

别名：水芹、旱芹、香芹、蒲芹。

适宜人群：患有高血压、动脉硬化、贫血的人群。

性味：性凉，味甘。

主产地：河北、山东、河南。

主治疾病：高血压、头痛、头晕、暑热烦渴、水肿。

主要功效：清热平肝、利水消肿、凉血止血。

热量：17kcal/100g　　**每日食用量**：150～200g

✅ 专家教你这样吃

芹菜分西芹和旱芹两种。旱芹根大、空心、味浓、纤维较粗，适合干煸或做配菜馅料；西芹根小、实心、味淡、脆嫩，适合凉拌、生炒或者榨汁。

 芹菜 ＋ 番茄　　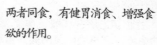 两者同食，有健胃消食、增强食欲的作用。

 芹菜 ＋ 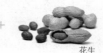 花生　　两者搭配有清肝降压、润肺止血的作用，尤其适合高血压患者。

🍲 养生食疗

芹菜爆猪心

材料：
芹菜350g、猪心250g、酱油、醋各6mL、姜丝10g、食用油8mL。

制作方法：

① 将猪心洗净煮熟，切成薄片；把芹菜洗净去叶，将叶柄切长段。

② 锅中油烧热，加入酱油、姜丝炝锅，放入芹菜煸炒，待芹菜将熟时放入猪心片，最后加入少许香醋即可食用。

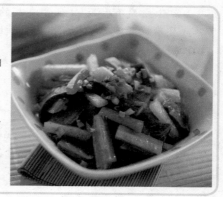

经典降压药膳大集合

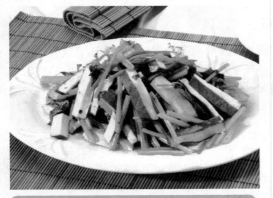

香芹炒香干

材料

A			B		
芹菜	250g		食盐、鸡精	各3g	
香干	100g		食用油	5mL	
姜末、蒜末	各10g		胡椒粉	3g	

芹菜　　香干　　大蒜　　生姜

做法

❶ 芹菜洗净后切成细段，焯余1分钟后捞出，过凉沥水；香干略微清洗干净后切成细薄条。

❷ 炒锅中倒油烧热，放入姜末、蒜末爆香，放入芹菜翻炒1分钟，再放入香干翻炒至熟，调入胡椒粉、食盐、鸡精炒匀即可。

功效

　　芹菜与香干搭配食用，有助于养阴清火、平肝降压，尤其有益于肝热型的高血压患者。

炝炒芹菜

材料

A			B		
芹菜	300g		味精	1g	
干红辣椒	3g		花椒	1g	
食用油	5mL		食盐	3g	

芹菜　　食盐　　干红辣椒　　花椒

做法

❶ 芹菜择洗干净后切成小段，焯余一分钟后捞出，过凉沥水；干红辣椒剪成小段备用。

❷ 炒锅中倒油烧热，放入花椒粒和干红辣椒爆香，然后倒入芹菜段迅速翻炒至熟，调入食盐、味精炒匀即可。

功效

　　这道菜具有养护肝脏、祛脂降压、利尿消肿、安神除烦的功效。

♥ 健康美味提示

● 蔬菜和水果含有大量的膳食纤维、维生素、微量元素。专家已经证明：在预防结肠癌、乳腺癌、前列腺癌、胃癌，降脂、减肥、保持健美身材，在预防便秘引发的头痛、失眠和心血管病突发事件等方面，蔬果对人体均有不可替代的作用。

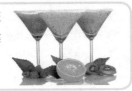

菠菜

促进发育、延缓衰老

降压关键词：钾、铁

菠菜中含有丰富的胡萝卜素、维生素B$_6$、叶酸、铁、钾、核黄素、镁等成分，有助于维持心脏的正常功能，平稳血压，预防心力衰退。

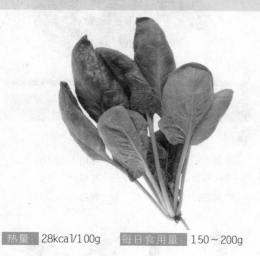

热量：28kcal/100g　**每日食用量**：150～200g

别名：菠棱、鹦鹉菜、红根菜、飞龙菜。

热量：24kcal/100g。

适宜人群：老人、儿童、久病体弱者。

性味：性凉，味甘。

主产地：全国各地均有种植。

主治疾病：糖尿病、高血压、头痛、目眩。

主要功效：滋阴平肝、止渴润肠、利五脏、通血脉。

✅ 专家教你这样吃

菠菜洗净后放入碗中，加适量水，隔水煮10分钟，早晚各食1次，对高血压、糖尿病患者均有益处。但结石患者不宜多食，因为其中所含草酸盐可能会加重病情。

 菠菜 + 鸡蛋

两者搭配同食，营养互补，可健脾开胃，促进食欲。

 菠菜 + 花生

两者同食，不仅营养丰富，还能促进肠道排毒，帮助消化。

🍲 养生食疗

清炒菠菜

材料：

菠菜300g，葱、姜丝10g，食用油9mL，食盐、味精4g。

制作方法：

① 将菠菜洗净，切长段，用沸水稍烫一下，沥干水分。

② 锅中油烧热至七成时，用葱、姜丝炝锅，倒入菠菜、食盐、味精，翻炒均匀出锅即成。

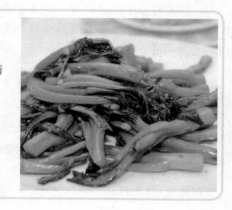

🍵 经典降压药膳大集合

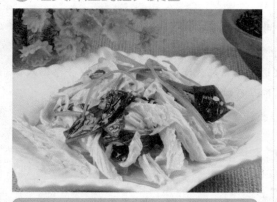

菠菜拌腐竹

材料

A			B		
菠菜	250g		味精	2g	
腐竹	100g		食盐	4g	
姜末	5g		食用油	6mL	
花椒	10粒				

菠菜　　　腐竹　　　生姜

做法

❶ 菠菜洗净，焯余30秒钟，捞出过凉沥水；腐竹泡发，洗净切段，焯余30秒钟，捞出过凉沥水。

❷ 炒锅倒油烧热，放入花椒爆香，制成花椒油。

❸ 把菠菜和腐竹放在盘中，撒上食盐、味精、姜末，再浇淋上花椒油，拌匀即可。

功效

这道菜有健脾开胃、消脂降压、润肠通便的作用，能帮助预防贫血和心血管疾病。

菠菜薄饼

材料

A			B		
面粉	300g		食盐	3g	
菠菜	100g		食用油	6mL	
鸡蛋	2个		大葱	10g	

面粉　　　鸡蛋　　　大葱　　　菠菜

做法

❶ 菠菜洗净后焯一下，沥水切碎；大葱洗净后切碎末；鸡蛋磕入碗中搅打成蛋液。

❷ 面粉中倒入鸡蛋液拌匀，再放入菠菜末、葱末、食盐，加适量水调和成面糊。平底锅中刷油烧热，均匀抹上面糊，两面煎熟即可。

功效

这道菜富含蛋白质，营养丰富，美味可口，有助于女性及体虚的人补益气血，预防缺铁性贫血。

❤ 健康美味提示

● 研究表明：仅每日进食400g蔬菜及水果，就可使肿瘤发病率下降1/3以上。

● 新鲜蔬菜水果的独特作用是任何昂贵的保健滋补品所无法比拟的。这也许是大自然给予人类的特别恩赐。

苦瓜

清热除烦、明目解毒

降压关键词：苦瓜素

苦瓜中富含维生素B₁、维生素C和苦瓜素等营养成分，能够促进人体新陈代谢，有助于消减脂肪，帮助人体排毒，并有降压疗效。

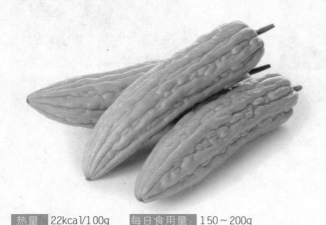

别名：凉瓜、赖葡萄、锦荔枝、菩提瓜。

适宜人群：糖尿病、癌症、肥胖、痔子患者。

性味：性寒，味苦。

主产地：四川、贵州、云南、湖南、广州。

主治疾病：中暑、痢疾、结膜炎、目赤肿痛。

主要功效：清热祛暑、明目解毒、降压降糖。

热量：22kcal/100g　　每日食用量：150～200g

✅ 专家教你这样吃

苦瓜既可炒食，也可煮汤。苦瓜性寒，烹饪时最好搭配辛味的食物，如辣椒、胡椒、葱、蒜等。苦瓜适合夏季食用，但不宜食用太多，否则易伤脾肺。

苦瓜
+

猪肉

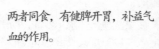
两者同食，有健脾开胃，补益气血的作用。

苦瓜
+

青椒

两者搭配同食能缓解眼睛模糊、赤痛、干燥等症状。

🍲 养生食疗

苦瓜炒蛋

材料：
苦瓜2条、鸡蛋4个、盐 4g、食用油8mL。

制作方法：

❶ 苦瓜洗净，挖去瓜子，切薄片，放盐搅拌均匀；鸡蛋搅打成蛋液备用。

❷ 油热锅，倒入苦瓜翻炒至变色。倒入鸡蛋液，弄散蛋黄，加食盐炒均匀即可起锅。

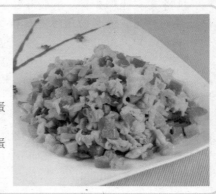

🍴 经典降压药膳大集合

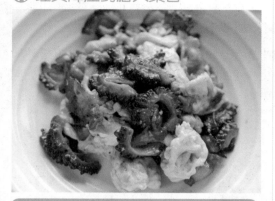

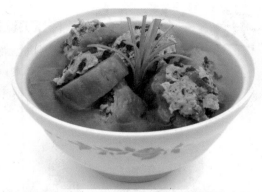

鸡胸肉炒苦瓜

材料

A	鸡胸肉	300g	B	胡萝卜	50g
	苦瓜	300g		食用油	6mL
	鸡蛋	2个		食盐	4g

鸡胸肉　　苦瓜　　胡萝卜　　鸡蛋

做法

❶ 鸡肉洗净切丁,用食盐拌匀稍腌;苦瓜洗净切薄片;鸡蛋搅拌成蛋液,胡萝卜削皮,洗净切条,再一起放入沸水中焯1分钟,捞出过凉沥水。

❷ 炒锅倒油烧热,放入鸡肉炒至变色。倒入苦瓜和胡萝卜继续翻炒至熟,调入食盐炒匀即可。

功效

这道菜有清热去火、平肝降压的作用,有助于增强人体免疫力和抗病力。

苦瓜排骨汤

材料

A	排骨	500g	B	食盐	3g
	苦瓜	200g		葱花	10g
	姜片	6g			

排骨　　苦瓜　　葱花　　生姜

做法

❶ 苦瓜洗净切小块备用;排骨洗净后放入沸水焯3分钟捞出,用清水洗去浮沫,沥水备用。

❷ 锅中倒入清水,大火烧沸后放入排骨、葱花、姜片,再次烧沸后改小火慢炖1小时左右。

❸ 放入苦瓜继续炖15分钟左右,调入食盐即可。

功效

这款汤菜具有清热降火、软坚散结、补中益气,消脂降压、防癌抗癌的功效,尤其适宜夏季食用。

❤ 健康美味提示

● 外出就餐时,像咖喱炒饭、饺子等含盐量过多,蛋白质含量不足。在吃这些食物时,可以补充一些蛋白质类食物(如肉类、鸡蛋、牛奶)和蔬菜,营养会更合理一些。

西兰花

清爽开胃、利水降压

降压关键词：胡萝卜素

西兰花中含有一种名叫SGS的物质，对人体有缓解焦虑、稳定血压的作用。西兰花还富含胡萝卜素和各类维生素，有助于预防心血管疾病，延缓衰老。

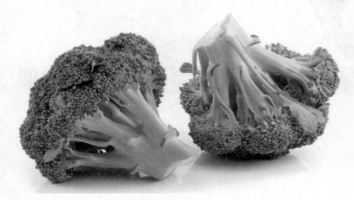

别名：花菜、菜花、椰菜花。

适宜人群：一般人群均可食用。

性味：性凉、味甘。

主产地：全国各地均有栽培。

主治疾病：久病体虚、肢体痿软、耳鸣健忘。

主要功效：补肾填精、健脑壮骨、补脾和胃。

热量：26kcal/100g　　每日食用量：150～200g

✅ 专家教你这样吃

西兰花不宜过度烹饪，否则会使营养成分大量流失。可搭配甘蓝、萝卜等其他蔬菜，能促进人体对营养的吸收。烹饪时不宜用香料，因为香料容易破坏菜中的抗氧化剂。

西兰花 ＋ 芥末

两者搭配，能为人体补充黑芥子酶，有助于防癌抗癌。

西兰花 ＋ 金针菇

营养丰富而全面，有助于提高免疫力，降血压。

🍚 养生食疗

西兰花炒虾仁

材料：
西兰花200g、虾仁100g、食用油8mL、食盐5g。

制作方法：
① 西兰花焯熟，捞出沥水；虾仁用食盐腌好。
② 锅中放油烧热，放虾仁炒至5成熟，放西兰花，最后加适量食盐调味即可。

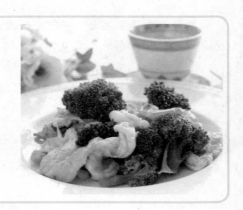

🍴 经典降压药膳大集合

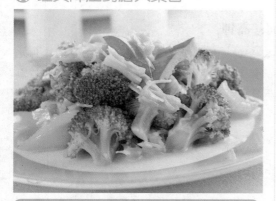

什锦鲜蔬

材料

A			B		
胡萝卜	100g		食盐	3g
西兰花	100g		食用油	5mL
青、红椒	50g		水淀粉	10mL

胡萝卜　　青、红椒　　西兰花

做法

❶ 胡萝卜削皮，洗净切块；西兰花切小朵洗净；青、红椒洗净后切片。把胡萝卜、西兰花放入沸水焯余2分钟捞出过凉沥水。

❷ 炒锅倒油烧热，倒入所有食材翻炒至熟，调入食盐，水淀粉勾芡炒匀即可。

功效

　　此菜营养丰富，富含维生素和膳食纤维，有助于人体排出毒素，增强免疫力，延缓衰老。

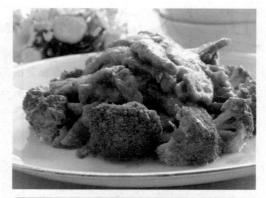

西兰花炒牛柳

材料

A			B		
牛肉	400g		料酒	6mL
西兰花	200g		白胡椒粉	3g
蒜末	20g		食盐	3g

西兰花　　牛肉　　大蒜

做法

❶ 牛肉洗净切薄片，用料酒、白胡椒粉拌匀腌10分钟；西兰花切小朵洗净，沸水焯烫1分钟，捞出过凉沥水。

❷ 炒锅倒油烧热，放入蒜末爆香，放入牛肉快炒，再放入西兰花翻炒，调入食盐炒匀即可。

功效

　　牛肉有补中益气、滋养脾胃、强健筋骨等功效；西兰花则可促进骨骼和牙齿生长，增强记忆。

❤ 健康美味提示

● 食物分成酸性食物和碱性食物两种。所谓酸性食物，是指食物在人体中生成的是酸性的代谢物，碱性食物则反之。

● 从健康角度出发，人体在一般情况下是呈现出酸碱平衡的状态。因此，在日常食材的选择上，我们也要注重酸碱平衡搭配。

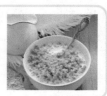

马铃薯

和胃健中、解毒消肿

降压关键词：高钾

马铃薯富含钾、铁、氨基酸等营养成分，尤其钾元素含量很高，食用马铃薯有助于抑制血管收缩，保护心血管，对高血压患者有良好的辅助调理的作用。

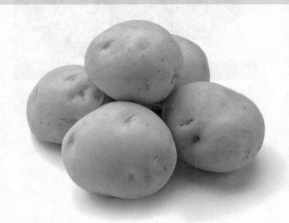

别名：马铃薯、洋芋、馍馍蛋。

适宜人群：胃火牙痛、大便干结、高血压患者。

性味：性平，味甘。

主产地：山东、黑龙江、内蒙古。

主治疾病：胃痛、痈肿、湿疹、烫伤。

主要功效：补脾益气、缓急止痛、通利大便。

热量：318kcal/100g 每日食用量：50~100g

✅ 专家教你这样吃

马铃薯洗干净，带皮切小片放入锅中，加适量水，煮开后滤除浮沫，小火煮1小时，滤出煮好的马铃薯汁，早晚各饮280mL左右，能有效降低血压，此方法也适合贫血患者。

 马铃薯 + 牛肉

两者搭配食用，营养丰富全面，有助于调理脾胃。

马铃薯 + 芹菜

两者均有降压作用，搭配同食，平稳血压的效果更好。

🍲 养生食疗

鸡胗炖马铃薯

材料：

鸡胗80g，马铃薯100g，蒜、干辣椒、八角、姜、葱各10g，食盐5g，老抽6mL。

制作方法：

❶ 鸡胗洗净切2厘米左右的块；马铃薯切块；葱、姜、蒜、切碎备好

❷ 锅中放油烧热，放葱等爆锅，出香味后放辣椒炒，倒老抽，炒至8分熟时放马铃薯，再次翻炒后添水炖，水开后小火炖。马铃薯熟后就可以开大火收汁。

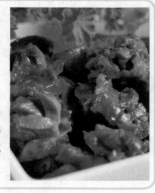

经典降压药膳大集合

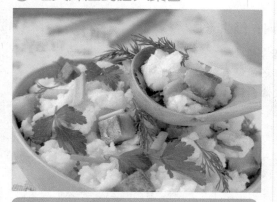

培根马铃薯泥

材料

A			B		
马铃薯	400g		胡椒粉	2g	
培根	50g		橄榄油	6mL	
葱花	20g		食盐	4g	

马铃薯　　培根　　葱花　　胡椒粉

做法

❶ 马铃薯削皮，洗净切块，放入蒸锅蒸熟后压成马铃薯泥；培根切丁备用。

❷ 炒锅倒适量橄榄油烧热，放入培根炒出香味后盛出。

❸ 把马铃薯泥、炒熟的培根肉丁放入碗中，调入食盐、胡椒粉拌匀即可。

功效

　　此菜富含碳水化合物，营养丰富，易于消化，不仅有助于人体补充能量，还能帮助降血压。

孜然烤马铃薯

材料

A			B		
马铃薯	500g		椒盐	5g	
食用油	8mL		辣椒粉	3g	
孜然粉	20g				

马铃薯　　橄榄油　　椒盐

做法

❶ 马铃薯削皮洗净切厚片，洗去多余的淀粉，沥水备用。

❷ 电饼铛用烤肉档预热到100℃左右，抹上少许食用油，放入马铃薯片后盖好盖，烤3分钟左右，再将马铃薯片翻面，继续烤至熟。撒上调料即可。

功效

　　祛脂降压、通便排毒，并有助于提高人体免疫力。如此食法还有健脾养颜的作用。

健康美味提示

● 纯粹的素食会使身体缺少优质蛋白质及各类矿物质，不过，过量食用肉类也的确会导致肝肾负担过重，容易使人面临"三高"的危险。

● 饮食要以素菜为主、荤菜为辅。荤素最佳的比例是1：4。另外，在保证身体健康的同时，应适当地以荤菜滋补身体。

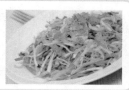

大葱

清热化痰、解毒杀虫

降压关键词：维生素C

大葱富含维生素C，常食可有助于舒张小血管，促进血液循环，还能够有效防止血压升高引起的头晕症状。大葱中的挥发油和辣素，还能够促进血液循环。

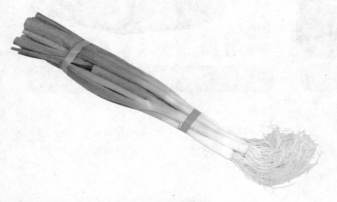

别名：葱、青葱、四季葱。
适宜人群：头晕、乏力、耳鸣、骨质疏松、心悸人群。
性味：性温，味辛。
主产地：山东、福建、河北。
主治疾病：感冒、头痛、鼻塞、腹泻、冻伤。
主要功效：增进食欲、促进消化、强身健体。

热量： 33kcal/100g　**每日食用量：** 30~50g

✅ 专家教你这样吃

大葱主要的吃法：一是用来炒荤菜；二是用来拌馅，如饺子馅、馄饨馅等；三是调味，例如吃烤鸭时，把蘸了甜面酱的鸭片和葱段夹在荷叶饼里格外好吃。

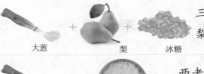

大葱　＋　梨　＋　冰糖

三者一同煎水，吃葱和梨并喝汤，能治咳嗽。

大葱　＋　大米

两者一起熬粥食用，有助于缓解腹泻症状。

🍲 养生食疗

葱爆牛肉

材料：
牛肉300g，大葱100g，生姜10g，盐、味精、白糖、白胡椒粉各4g，白芝麻3g。

制作方法：
① 牛肉切成薄片，葱切丝，姜切丝。
② 把所有调料倒入牛肉片中，用手抓拌均匀腌制15分钟。
③ 锅内倒油烧热，放入姜丝爆一下后倒入腌制好的牛肉片快速炒散后熄火，然后撒上白芝麻即可。

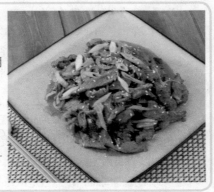

🍴 经典降压药膳大集合

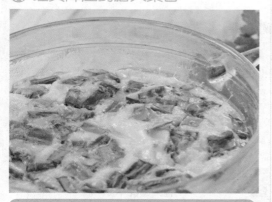

葱香蛋羹

材料

A			B		
鸡蛋	2个		食盐	3g	
大葱	10g		香油	2mL	
温开水	100mL				

鸡蛋　　　　大葱

做法

❶ 鸡蛋磕入碗中，搅打成蛋液，并放入少量食盐调匀。

❷ 把温开水倒入蛋液中搅拌均匀，然后用保鲜膜将碗口密封，放入沸水锅中，中小火蒸10分钟，滴入香油即可。

功效

蛋羹老少皆宜食用，有助于健脑益智，保护肝脏，防治动脉硬化，防癌抗癌。

家常包子

材料

A			B		
面粉	400g		酵母	5g	
鸡蛋	2个		料酒、生抽	各6mL	
韭菜、猪肉馅	各250g		包子料	5g	

面粉　　　鸡蛋　　　韭菜　　　猪肉馅

做法

❶ 面粉中放酵母，揉成面团待发酵；鸡蛋搅成蛋液炒散；韭菜洗净切末。

❷ 肉馅、鸡蛋、韭菜装入盘中，调入水、生抽、料酒、包子料拌匀成馅。

❸ 发好的面分成小剂子，擀成面皮，包馅料，捏成包子形，放入沸水锅中蒸20分钟即可。

功效

富含蛋白质、维生素、膳食纤维，以及钙等营养成分，有助于补充能量、益气生血、润肠排毒。

♡ 健康美味提示

● 每一餐都应该做到干稀搭配。以早餐为例，除了饮用一杯果汁或豆浆之外，最好再搭配上一个鸡蛋或者一块面包。这样做更易于人体对营养的消化吸收。

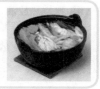

红薯

补中和血、益气生津

降压关键词：钾

红薯富含淀粉、膳食纤维、矿物质等，有抗癌防癌、消脂减肥的作用。红薯中钾元素含量也十分丰富，能预防高血压和中风等心血管疾病。

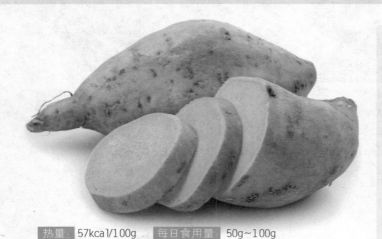

热量： 57kcal/100g　**每日食用量：** 50g~100g

别名：甘薯、地瓜、番薯。
适宜人群：除胃病患者外，其他人群皆可食用。
性味：性平，味甘。
主产地：山东、河北、吉林、黑龙江、辽宁、四川。
每日食用量：100 ~ 200g。
主治疾病：痢疾、黄疸、血虚、月经失调。
主要功效：补虚乏、益气力、健脾胃、强肾阴。

✔ 专家教你这样吃

红薯中的淀粉含量高，生食不宜消化，最好煮熟或蒸熟食用。红薯中的蛋白含量低，如果单吃红薯，营养容易失衡，所以最好与其他谷类食物搭配食用。

 红薯 + 咸菜

红薯中含糖，会刺激胃酸分泌，咸菜则有助于抑制此反应。

红薯 + 五花肉

红薯缺乏蛋白质和脂肪，搭配五花肉，营养能得到互补。

🍽 养生食疗

红薯饭

材料：
大米150g、红薯2根、鸡汤30mL、食用油 6mL、食盐 3g。

制作方法：
❶ 大米洗净沥干水待用，红薯洗净去皮切小块。
❷ 锅烧热放油，放入大米同炒，炒至透明，再加鸡汤，没过米饭即可。
❸ 将红薯块放在米饭里。加盖转小火焖至水干红薯熟即可。

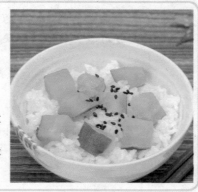

🍴 经典降压药膳大集合

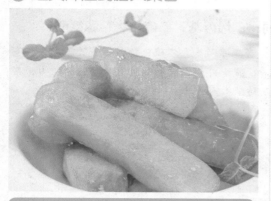

拔丝红薯

材料

A	红薯	400g	B	白糖	20g
	食用油	30mL		芝麻	5g

红薯　白糖　芝麻

做法

❶ 红薯削皮，洗净切块。炒锅倒油烧热，放入红薯炸至熟透捞出。

❷ 炒锅留少许油，加适量水和白糖，小火熬至起小泡，糖液微微发黄且呈黏稠状。倒入炸好的地瓜，让红薯均匀沾满糖液，再撒上芝麻。盘内抹少许油再盛入红薯。

功效

这道菜有补血和中、宽肠通便的功效，还可帮助人体防癌抗癌、延缓衰老。

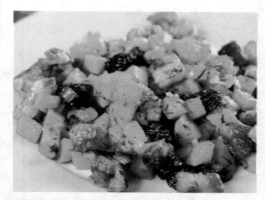

黄金牛肉丁

材料

A	牛肉	400g	B	料酒	5mL
	红薯	200g		淀粉、食盐	各5g
	黑木耳	5g		食用油	6mL
				姜末	10g

牛肉　红薯　黑木耳

做法

❶ 牛肉洗净切丁，用料酒、淀粉、食盐拌匀腌10分钟。

❷ 红薯削皮，洗净切丁，蒸熟备用。

❸ 干木耳泡发后洗净撕成小朵。

❹ 炒锅倒油烧热，放入姜末炒香，倒入牛肉快炒至变色，放入木耳继续炒至断生。

❺ 倒入红薯，调入食盐炒匀即可。

功效

这道菜富含蛋白质、淀粉、维生素和多种矿物质，营养丰富，有助于强身健体，提高免疫力。

❤ 健康美味提示

● "粗细搭配"能够保证人体均衡吸收营养，保持各类营养的比例。这种搭配原则可以使谷物营养被摄入得更加合理，不会出现某类营养摄入过多或过少的现象。

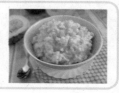

洋葱

健胃润肠、解毒杀虫

降压关键词：二烯丙基、二硫化物、蒜氨酸

洋葱中含有二烯丙基、二硫化物、蒜氨酸等成分，有助于舒张血管，减少外周血管和心脏冠状动脉的阻力，帮助降低血压及防治心血管疾病。

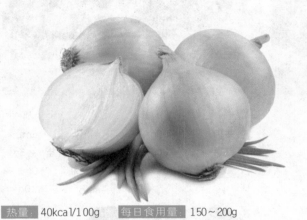

别名： 球葱、圆葱、玉葱、葱头。

适宜人群： 糖尿病、癌症、急慢性肠炎、腹泻的患者。

性味： 性微温，味甘辛。

主产地： 山东、甘肃、新疆。

主治疾病： 风寒无汗、鼻塞、食积、高血压、高脂血症。

主要功效： 理气和胃、温中通阳、发散风寒。

热量： 40kcal/100g **每日食用量：** 150～200g

✔ 专家教你这样吃

洋葱一次不宜吃太多，否则容易引起视力模糊和发热。另外，凡是患有皮肤瘙痒性疾病、眼疾、胃病的人也要少吃。由于洋葱性温，热病患者同样不宜食用。

 洋葱 ＋ 猪肝　　两者同食可辅助治疗夜盲、眼花、视力减退等病症。

 洋葱 ＋ 鸡蛋　　搭配同食可辅助调治高血压、高脂血症等心血管疾病。

🍲 养生食疗

洋葱烧肥肠

材料：

肥肠200g、洋葱1个、食用油8mL、食盐3g、鸡精3g。

制作方法：

❶ 肥肠、洋葱全部洗净切段，肥肠用水焯一下。

❷ 锅中放油烧热，加入洋葱煸炒，半熟后倒入肥肠一起煸炒，加盐焖至入味即可。

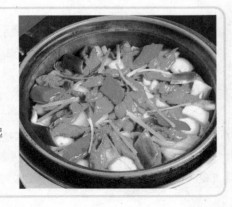

🍴 经典降压药膳大集合

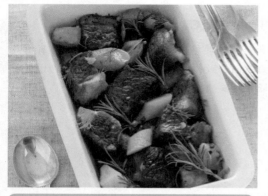

洋葱炖牛肉

材料

	牛肉	400g		食盐	4g
A	洋葱	50g	B	淀粉	5g
	马铃薯、胡萝卜	各100g		高汤	200mL

牛肉　　洋葱　　马铃薯　　胡萝卜

做法

❶ 马铃薯、胡萝卜削皮切块；洋葱洗净切丝。

❷ 牛肉洗净切块，用食盐、淀粉拌匀腌10分钟，放入油锅炸至八成熟。锅内留少许油烧热，放入洋葱炒香，放入马铃薯、胡萝卜炒片刻，调入食盐、高汤、牛肉，炖至熟烂即可。

功效

这道菜营养丰富，美味可口，有助于补虚养身、调养五脏，有效提高人体免疫力和抗病力。

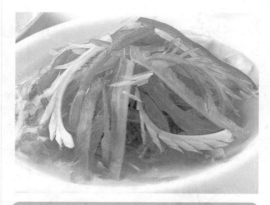

三丝冰苦瓜

材料

	苦瓜	200g		食盐、味精	各3g
A	青、红椒	2个	B	白醋	8mL
	洋葱	10g		香油	3g

苦瓜　　青、红椒　　洋葱

做法

❶ 苦瓜洗净，挖去瓤和籽粒，切细丝；青、红椒洗净后去籽粒，切细丝；洋葱洗净后切细丝。

❷ 苦瓜丝放入沸水锅中汆一下捞出投凉，再挤干水分，与青、红椒丝一起放入盘中，放入食盐、白醋、香油、味精拌匀即可。

功效

苦瓜有清热消暑、养血益气、补肾健脾、滋肝明目的功效。这道菜有助于滋肝降压。

💙 健康美味提示

● 食物的选择上，重要的是做到"均衡"二字，不能偏食、挑食或专食某一类食物。

● 在日常的饮食当中，要尽量做到清淡少盐，不要吃得太油腻或太咸，也不要过多地食用油炸类、烟熏类食品。

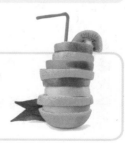

番茄

清热止渴、养阴凉血

降压关键词：维生素C、番茄红素

番茄中含有丰富的维生素C及各类矿物元素，有清热解毒、平稳血压的功效；其所含的番茄红素则有助于保护心血管，降低心脏病的发病率。

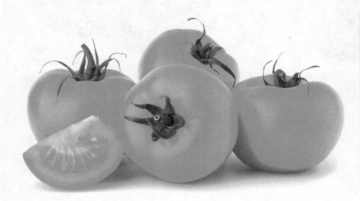

别名：西红柿、番柿、洋柿子。

热量：11kcal/100g。

适宜人群：发热、口渴、食欲不振、贫血的人群。

性味：性凉，味甘酸。

主产地：四川、广东、广西、陕西、山西。

主治疾病：口渴、食欲不振。

主要功效：生津止渴，健胃消食。

热量：20kcal/100g　　每日食用量：150～200g

✅ 专家教你这样吃

番茄不宜与黄瓜同食，因为黄瓜中含有一种维生素C分解酶，会破坏人体对维生素C的吸收，降低营养价值。不宜空腹大量吃番茄，没有成熟的番茄也不宜吃。

番茄　＋　鸡蛋

两者搭配，营养互补，有助于防止动脉粥样硬化。

番茄　＋　芥蓝

两者搭配，有助于抑制癌细胞，有防癌抗癌的效果。

🍲 养生食疗

番茄炒菜花

材料：

菜花400g、番茄200g、豌豆15g、食用油10mL、白糖5g、食盐3g。

制作方法：

❶ 菜花掰小块，用热水焯至八成熟，捞出备用；番茄洗净，切块。

❷ 锅内放油，加番茄煸炒，加白糖、水、食盐调好口味，加入焯好的菜花煸炒几下。

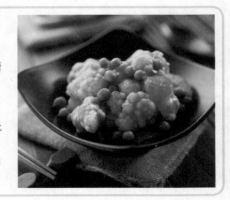

经典降压药膳大集合

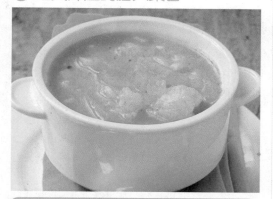

番茄菜花汤

材料

A	菜花	350g	B	白糖、食盐	各4g
	番茄	150g		食用油	5mL
	番茄酱	10g		葱花	10g

番茄　　　菜花　　　葱花

做法

❶ 菜花去根切小朵后洗净，沸水中氽煮2分钟，捞出备用；番茄洗净、切小丁备用。

❷ 炒锅放油烧热，放葱花爆香，倒入番茄酱翻炒片刻，再倒入清水大火烧沸。放菜花和番茄，煮沸后调入食盐和白糖，然后旺火收汁即可。

功效

　　番茄和菜花中都含有丰富的维生素C和胡萝卜素，对治疗高血压、肾炎和胃病有帮助，有效促进人体新陈代谢。

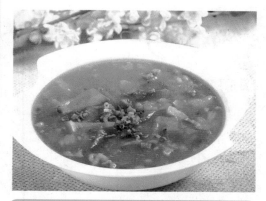

番茄炖牛腩

材料

A	牛腩	500g	B	姜片	10g
	番茄	3个		葱段	4g
	马铃薯、洋葱	各3个		食盐	10g

牛腩　　　番茄　　　马铃薯　　洋葱

做法

❶ 牛腩洗净切块，沸水略焯后洗去浮沫；洋葱洗净切块；马铃薯和番茄洗净切块。

❷ 炒锅倒油烧热，放洋葱炒香，放番茄、马铃薯继续炒至番茄出汁。调入水，放姜片、葱段，烧沸后小火慢炖1小时，调入食盐即可。

功效

　　洋葱有补血滋阴的功效，番茄能健脾开胃、促消化。两者搭配，有助于降血糖、降血压，尤其适合贫血阴虚的人。

♥ 健康美味提示

● 番茄生吃，可以补充大量的维生素C，许多爱美的女性都把番茄作为减肥美容的首选。

● 番茄最佳食用季节在7～9月，尤其适宜爱美女性食用。

● 女性经期不宜食用番茄；胃寒的人忌食生冷番茄。

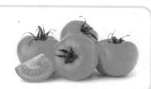

竹笋

滋阴凉血、和中润肠

降压关键词：膳食纤维

竹笋富含蛋白质、膳食纤维、多种维生素及矿物质，对肥胖、动脉硬化、高血压、糖尿病、水肿、腹水等病症，均有辅助调理的作用。

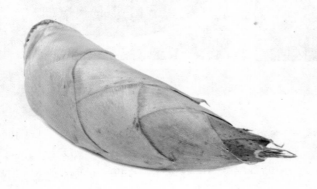

别名：竹萌、竹芽、春笋、冬笋、生笋。
适宜人群：肥胖及有习惯性便秘的人群。
性味：性寒，味甘。
主产地：福建、贵州、云南。
主治疾病：食欲不振、大便秘结、形体肥胖、酒醉恶心。
主要功效：益气除烦、解毒护肝。

热量：23kcal/100g　每日食用量：150~200g

✅ 专家教你这样吃

竹笋不宜生吃。因其中含草酸盐，患结石疾病的人不宜多食。草酸盐会与其他食物中的钙结合生成难以溶解的草酸钙，影响人体对钙的吸收，儿童也不宜多食。

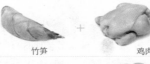

竹笋　＋　鸡肉

两者搭配具有低脂低糖、高纤维素的特点，有消脂减肥的作用。

竹笋　＋　鸡蛋

两者搭配食用，有助于维持皮肤弹性，并调理消化系统功能。

🍲 养生食疗

竹笋汤

材料：
冬笋200g、紫菜100g、香菜100g、盐6g、鱼露3mL。

制作方法：
❶ 冬笋洗净后切片；紫菜、香菜分别洗净后沥水备用。
❷ 锅中加适量水，放冬笋及所有调味料用大火煮沸。放入紫菜和香菜，至水再开即可。

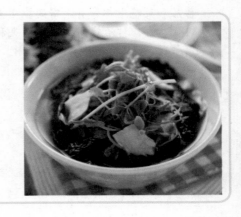

🍴 经典降压药膳大集合

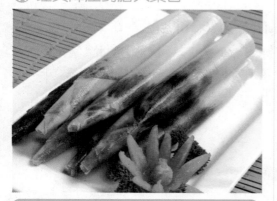

手剥笋

材料

A			B		
嫩春笋	500g		八角	10g
姜片	20g		桂皮	10g
香叶	8g		冰糖	5g
			食盐	5g

嫩春笋　　　　八角　　　　冰糖

做法

① 春笋切去根部，连壳刷洗干净，对半剖开。

② 锅中倒适量清水，放入所有调味料，大火煮开。

③ 放入切好的春笋，煮沸后转小火焖20分钟闭火，然后让笋浸泡在汤汁中，直到完全冷却再捞出并放入冰箱冷缩，数小时后即可食用。

功效

　　此菜具有高蛋白、低脂肪、低淀粉、多纤维的特点，有助于润肠通便，消脂降压，提高人体免疫力。

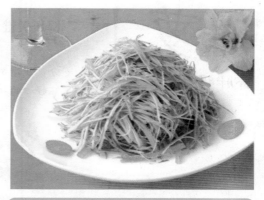

笋拌豆腐丝

材料

A			B		
干豆腐	150g		食盐	4g
竹笋	100g		白醋	6mL
味精	2g		香油	2mL

竹笋　　　　食盐　　　　干豆腐

做法

① 竹笋切去根部，剥去外壳，洗净后切成细丝，放入沸水中焯至断生，捞出过凉沥水。

② 干豆腐略微清洗一下后切成细丝。

③ 把竹笋丝和豆腐丝放进盘中，调入食盐、白醋、香油、味精拌匀即可。

功效

　　竹笋和干豆腐丝搭配食用，有助于宽肠通便、滋阴益气，调理血脂和血压，并有减肥功效，尤其适宜肥胖的高血压人士。

❤ 健康美味提示

● 竹笋中含有丰富的植物蛋白和大量的胡萝卜素，是一种脂肪含量低、糖分含量少、纤维素丰富的食材。

● 常食竹笋，不仅有助于肠道蠕动、帮助消化，还有助于预防大肠癌。

胡萝卜

补肝明目、清热解毒

降压关键词：槲皮素、山萘酚

　　胡萝卜中含有胡萝卜素、槲皮素、山萘酚等营养成分，能增加冠状动脉的血流量，降血脂功效明显，并有降压强心的作用，尤其适宜高血压、冠心病患者。

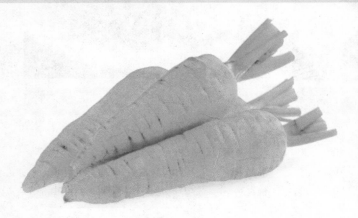

别名：红萝卜、黄萝卜、番萝卜、丁香萝卜。

适宜人群：夜盲症、干眼症、高血压、患有营养不良等人群。

性味：性平，味甘。

主产地：全国各地均有栽培。

主治疾病：肠胃不适、便秘、夜盲症。

主要功效：健脾和胃、壮阳补肾。

热量：39kcal/100g　　每日食用量：150～200g

✅ 专家教你这样吃

　　胡萝卜素要与脂类结合才能酶解。如果生吃胡萝卜，胡萝卜素由于没有脂肪的酶解，很难被人体吸收。所以胡萝卜最好炒熟食用或与其他肉食搭配烹饪。

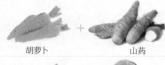

胡萝卜　＋　山药

两者同食，有健脾养胃，益气调中的疗效。

胡萝卜　＋　卷心菜

两者同食，有助于抑制癌细胞，具有防癌抗癌的作用。

🍲 养生食疗

胡萝卜炖牛肉

材料：

牛肉110g，胡萝卜50g，马铃薯100g，蘑菇50g，胡椒粉、食盐、白糖各6g，日式酱油5mL。

制作方法：

❶ 将牛肉切块，放热水里慢煮一小时，滤去血沫后捞出备用；胡萝卜、马铃薯、蘑菇洗净切块备用。

❷ 锅中热油，放牛肉、日式酱油爆炒，半熟时加入全部食材和调料，大火炖10分钟后转小火慢炖1小时即可。

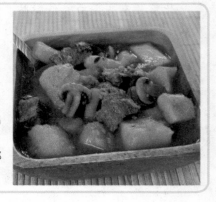

🍴 经典降压药膳大集合

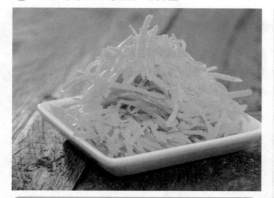

糖醋胡萝卜丝

材料

A	胡萝卜	400g	B	食盐	6g
	白糖	6g		味精	2g
	醋	10mL		香油	2mL

胡萝卜　　　醋　　　白糖

做法

❶ 胡萝卜削皮洗净后切细丝，用适量食盐拌匀备用。

❷ 腌好的胡萝卜丝用清水洗净，并挤干净水分，再装入盘内。在胡萝卜丝上撒上白糖、味精，淋上醋和香油，拌匀即可。

功效

胡萝卜中富含维生素A，能够促进骨骼的生长发育，有益于细胞增殖和生长，尤其对幼儿的生长发育有好处。

营养小炒

材料

A	胡萝卜	200g	B	食盐	3g
	山药	200g		葱花	10g
	食用油	5mL		大蒜	6g

胡萝卜　　　山药　　　大蒜　　　葱花

做法

❶ 胡萝卜、山药分别削皮，洗净后切成细条状。大蒜切末。

❷ 炒锅内倒油烧热，放入葱花、蒜末爆香，倒入胡萝卜炒至金黄。倒入山药翻炒2分钟。

❸ 锅内加少量水，焖煮至山药和胡萝卜熟透。

❹ 调入食盐、味精，炒匀即可。

功效

此菜富含多种维生素、矿物元素及微量元素，有健脾开胃、益气养血、排毒养颜的功效。

❤ 健康美味提示

● 研究认为，每天吃两根胡萝卜，能够有效地降低血液中的胆固醇含量。

● 胡萝卜不适宜脾胃虚寒者食用，此类患者应慎食或少食。

● 保持胡萝卜本身的干燥，且放置于低温环境下，是保存胡萝卜的要点。

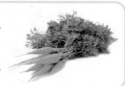

生姜

开胃健脾、消肿止痛

降压关键词：水杨酸

生姜中含有姜辣素，此成分能有效刺激胃肠黏膜，增强人体的消化功能。另外，生姜中还含有水杨酸，有助于降血脂、降血压，预防心肌梗死。

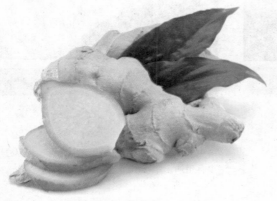

别名：紫姜、鲜姜、老姜。

适宜人群：体质偏寒、风寒感冒、食欲不振的人群。

性味：性温，味辛。

主产地：湖南、四川、贵州等地。

主治疾病：外感风寒、头痛、咳嗽、胃寒呕吐。

主要功效：发汗解表、温中止呕、温肺止咳。

热量：87kcal/100g　每日食用量：5～10g

✅ 专家教你这样吃

生姜可以泡在红茶或蜂蜜水中食用，但不适合阴虚火旺及肺炎、肺气肿、肺结核、胃溃疡的患者。另外，生姜不宜空腹食用或一次吃太多，否则易上火、喉痛、便秘。

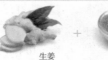 生姜 + 红糖

两者搭配同食能缓解风寒感冒的症状，并能帮助祛除老年斑。

 生姜 + 红茶

混合同饮有驱寒作用，能加强排泄功能，对减肥有帮助。

🍵 养生食疗

薄荷生姜茶

材料：

生姜15g、薄荷叶10g、红糖10g。

制作方法：

① 将生姜洗净切片。

② 生姜与薄荷叶同时放入茶杯，冲入沸水，加盖泡10分钟。

③ 最后加入红糖搅匀即可饮用。

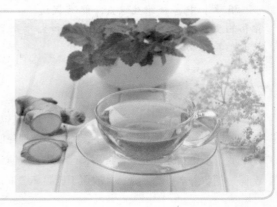

🍴 经典降压药膳大集合

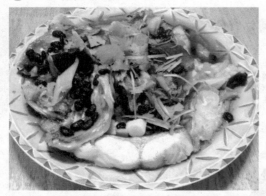

清蒸鲜鱼

材料

A	鲜鱼	1条	B	食盐	5g
	生姜、大葱	各10g		食用油	8mL
	红辣椒	10g		香菜	20g

鲜鱼　　红辣椒　　香菜　　大葱

做法

❶ 生姜、辣椒、葱洗净切丝；香菜洗净切末。鱼刮鳞、除内脏、洗净，用刀在鱼身两面斜切几刀。

❷ 在鱼身和鱼腹中塞入姜丝，抹盐腌10分钟；入锅蒸10分钟后趁热放上葱丝、香菜末、辣椒丝。食用油倒入炒锅烧热，然后浇淋在鱼身上。

功效

　　这道菜富含优质蛋白质，且热量低、味鲜可口，有助于预防中风病。

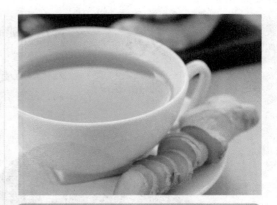

生姜红茶

材料

A	红茶	1包
	生姜	10g
	蜂蜜	4g

生姜　　红茶　　峰蜜

做法

❶ 生姜刮去外皮、清洗干净，切成薄片备用；把红茶包和生姜片一起放进茶杯里面，倒入沸水，盖上杯盖，焖泡10分钟。

❷ 等到茶水的温度降到60℃左右后，再调入适量蜂蜜即可饮用。

功效

　　红茶和生姜皆有暖身功效。此茶有助于增强身体代谢机能，还能消脂减肥。

❤ 健康美味提示

● 生姜中特有的"姜辣素"能够刺激胃肠黏膜，使胃肠道充血，增强人体的消化能力。

● 食用生姜能使全身血管扩张，血液循环加快，并且促使毛孔张开，带走体内的病菌和寒气。

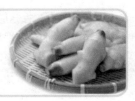

香菇

延缓衰老、防癌抗癌

降压关键词：香菇嘌呤

香菇中含有一种名叫香菇嘌呤的物质，这种物质对人体心血管具有保护作用，为人体预防动脉粥样硬化等疾病，还可有效平稳血压，预防冠心病等。

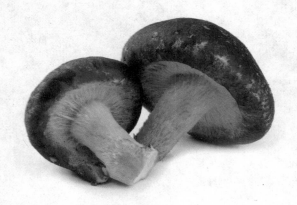

别名：花蕈、椎茸、厚菇、花菇、冬菇。

适宜人群：患者贫血、高血脂、高血压、动脉硬化的患者。

性味：性平、味甘。

主产地：广东、浙江、云南、福建、广西、四川、贵州。

主治疾病：食欲减退、消化不良、少气乏力、便秘。

主要功效：降血压、降血脂、降胆固醇、防癌抗癌。

热量：26kcal/100g　　**每日食用量**：150~200g

✅ 专家教你这样吃

干制香菇中富含维生素D，这是由于香菇在日晒时，其所含的麦角固醇会转变成维生素D。多摄入香菇中的维生素D，能促进人体对钙质的吸收。

 香菇　+　木瓜

木瓜中含有木瓜蛋白酶和脂肪酶，与香菇同食，有消脂降压的功效。

 香菇　+　薏米

两者一起煲汤或者熬粥食用，有化痰理气的作用。

🍲 养生食疗

香菇油菜

材料：
香菇300g、油菜200g、食盐4g、鸡精4g、淀粉4g、食用油6mL。

制作方法：
① 油菜洗净，香菇提早泡发；锅中放水，加食盐和油，油菜焯熟后捞出码盘。
② 锅中放油煸炒香菇，加食盐和鸡精，用淀粉勾芡，均匀地码在油菜上即可。

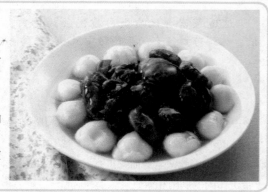

🍴 经典降压药膳大集合

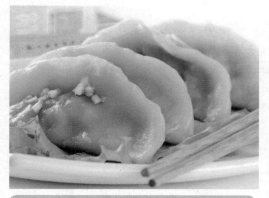

香菇鸡肉饺子

材料

A	面粉	500g		B	姜末、葱花	各20g
	鸡胸肉	300g			豆油	10mL
	香菇	200g			食盐、味精	各8g

面粉　　鸡胸肉　　香菇　　葱花

做法

❶ 面粉中加水揉成面团，醒15分钟；香菇洗净切碎；鸡胸肉洗净剁碎。混合鸡胸肉和香菇，并放入葱花、姜末、食盐、豆油、味精，拌匀成馅。

❷ 面团分成剂子，擀成饺子皮，包入肉馅捏成饺子形状，放入沸水中煮熟即可。

功效

> 富含碳水化合物、蛋白质和多种矿物质，有健脾开胃、补益强身的功效，且有助于提高免疫力。

三鲜豆腐汤

材料

A	豆腐	300g		B	虾仁	50g
	香菇	50g			食盐	4g
	鸡蛋	1个			高汤	200mL

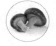

香菇　　豆腐　　鸡蛋　　虾仁

做法

❶ 豆腐切丁；香菇洗净切丁；鸡蛋磕入碗中搅打成蛋液。

❷ 锅中倒入适量高汤，放入豆腐丁、香菇丁和虾仁，大火烧沸后改小火继续煮20分钟。

❸ 把蛋液倒入锅中成蛋花，调入食盐，撒入葱花即可。

功效

> 这款汤营养丰富，对亚健康、疲劳、体弱等人群，有很强的食疗效果。

♥ 健康美味提示

● 香菇具有很高的医学药用价值，对人体有良好的滋补强身作用，能够活血化瘀、降低血脂。

● 香菇为发物，脾胃寒湿、肝气滞积、患有顽固性皮肤瘙痒症者，不宜食用。

● 过敏体质不宜多食香菇。食后如有头晕眼花、恶心呕吐等现象，则可能对香菇过敏。

金针菇

补肝抗癌、滋养肠胃

降压关键词：朴菇素

金针菇中含有氨基酸、朴菇素、锌等营养成分，经常食用，有降胆固醇、降血脂、降血压的作用，有助于都市白领防病健身，有效防治心脑血管和胃肠道类疾病。

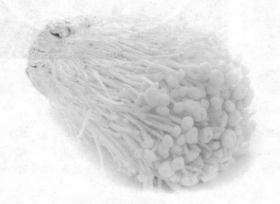

热量：32kcal/100g　**每日食用量：**150～200g

别名：构菌、朴菇、金菇、智力菇、毛柄小火菇。
适宜人群：气血不足、营养不良、贫血的人群。
性味：性凉、味甘。
主产地：黑龙江、云南、江苏、新疆。
主治疾病：肝病、胃肠道炎症、溃疡、癌瘤。
主要功效：促进儿童智力发育、防治溃疡病。

✔ 专家教你这样吃

金针菇中含有秋水仙碱，如果处理不当则容易使人中毒。因此在食用前，最好将金针菇放进冷水泡1～2小时，使有毒的物质溶于水，或者加热10分钟左右也能将有毒物质破坏。

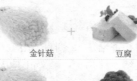

金针菇　＋　豆腐

两者搭配同食，有益智强体的作用，能辅助药物降低血糖值。

金针菇　＋　西兰花

两者同食能增强肝脏的解毒能力，有效提高机体免疫力。

🍲 养生食疗

金针菇培根卷

材料：
金针菇1包、培根200g、食用油20mL。

制作方法：
❶ 培根切开分成两段；金针菇去老根洗净备用。
❷ 取一小撮金针菇用培根卷起，接口处用牙签固定。
❸ 锅内抹一层油，放入培根金针菇卷，煎熟即可。

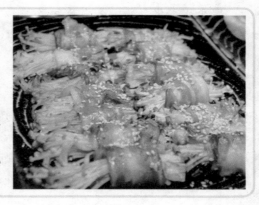

经典降压药膳大集合

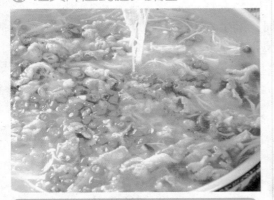

金针粉丝肥牛煲

材料

A
金针菇	200g
干粉丝	1小捆
肥牛肉片	400g
沙茶酱	100g

B
青红椒	50g
食盐、胡椒粉	各6g
食用油	8g

金针菇　　干粉丝　　肥牛肉片　　青、红椒

做法

① 金针菇洗净；青、红椒洗净切圈；粉丝用热水泡软；肥牛片用食盐、胡椒粉拌匀腌15分钟。

② 炒锅倒油烧热，倒入肥牛片炒熟，调入沙茶酱略炒，加适量水，放入粉丝、金针菇，小火焖20分钟，再放入青红椒圈，调入食盐即可。

功效

> 这道菜营养丰富、口味独特，有健脾胃、益气血的功效，能增进食欲，加强人体免疫力。

小油菜炖金针菇

材料

A
小油菜	100g
金针菇	100g
鸡精	1g

B
香油	2mL
食盐	3g
豆瓣酱	6g

金针菇　　小油菜　　食盐

做法

① 小油菜、金针菇分别洗净后沥水备用。

② 锅内加水烧沸后放入小油菜煮至汤开，再放入金针菇煮至汤开。

③ 汤锅中调入适量香油、食盐、鸡精混匀即可。

④ 食用前可再按个人口味调入适量豆瓣酱。

功效

> 这款汤口味相对清淡，适宜久病初愈、体质虚弱的人群食用，有不错的食疗作用。

健康美味提示

● 金针菇四季皆宜食。与白萝卜、豆腐等食材搭配可增进对营养的吸收。

● 有脾胃虚寒症状的人不宜过多食用金针菇。

● 金针菇较难长期保存，购买后应尽快食用。

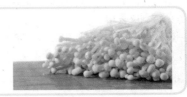

黑木耳

润肺止咳、排毒防癌

降压关键词：维生素K

黑木耳富含维生素K，其中铁元素含量也较高，有助于防治缺铁性贫血，并能减少血液凝块、预防血栓，另外还可平稳血压，防治动脉粥样硬化和冠心病。

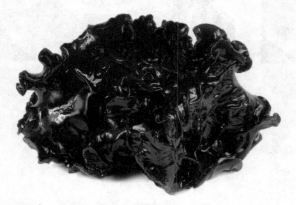

别名：光木耳、木菌。

适宜人群：患有心脑血管疾病、结石症的患者。

性味：性平、味甘。

主产地：黑龙江、吉林、福建、台湾、湖北、广东、广西、四川。

主治疾病：腹泻、崩漏、尿血、齿龈疼痛。

主要功效：强肝肾、补气血。

热量：27kcal/100g　每日食用量：150～200g

✓ 专家教你这样吃

黑木耳最好入菜食用，这样做既能吸收其营养，又不会过量食用，如黑木耳搭配肉丝、胡萝卜等拌炒的木须肉就很好。黑木耳也可作凉拌食用，热量较低。

 黑木耳 ＋ 鸡肉

两者搭配同食，能够滋补肝肾、益气养血。

 黑木耳 ＋ 鲫鱼

两者搭配同食，能够为人体补充核酸，帮助延缓衰老。

🥄 养生食疗

木耳拌核桃仁

材料：

核桃仁150g、黑木耳50g、食盐8g。

制作方法：

① 黑木耳泡发，焯水过凉备用；核桃仁泡15分钟剥皮备用。

② 黑木耳和核桃仁中加入适量的食盐，拌匀即可。

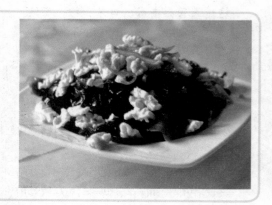

🍴 经典降压药膳大集合

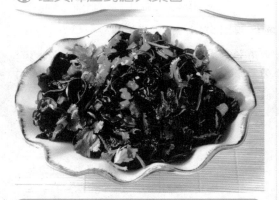

凉拌木耳

材料

A	木耳	30g	B	大蒜	4g
	食用油	8mL		辣椒、花椒	各8g
	生抽	6mL		香菜	20g

木耳　　　花椒　　　大蒜

做法

❶ 木耳泡发洗净，沸水焯至断生，捞出过凉沥水；香菜和辣椒洗净切小段；大蒜捣成泥与辣椒、生抽、醋拌匀成调味汁。

❷ 锅中放油烧热，爆香花椒，把花椒油趁热倒进调味汁。

❸ 木耳和香菜装入盘中，淋上调味汁拌匀即可。

功效

　　这道菜具有养血驻颜、排毒养肾的作用，女性经常食用能够令肌肤红润，容光焕发。

木耳炒肉

材料

A	猪瘦肉	300g	B	香菜末	10g
	木耳	20g		食用油	8mL
	胡萝卜	50g		食盐	4g
	青、红椒	各1个		水淀粉	5mL

木耳　　猪瘦肉　　胡萝卜　　青、红椒

做法

❶ 猪瘦肉洗净切丝，用食盐、料酒、水淀粉拌匀腌10分钟；木耳泡发洗净后撕成小朵；胡萝卜削皮，洗净切丝；青、红椒洗净切丝。

❷ 炒锅倒油烧热，倒入肉丝滑炒至变色，依次放入胡萝卜、木耳、青、红椒翻炒至熟，调入食盐炒匀，撒上香菜即可。

功效

　　这道菜营养丰富，有益气润肺、补脑健身、滋阴补虚、润肠通便、排毒养颜等功效。

❤ 健康美味提示

● 黑木耳中富含蛋白质、脂肪、多糖以及钙、磷、铁等矿物质，具有补益气血、活血强身的特殊功效，对于痔疮有显著疗效。

● 多食黑木耳能够防止血液凝固，中老年人若患有动脉硬化症，则可以经常食用。

鸡肉

活血脉、强筋骨

降压关键词：胶原蛋白

鸡肉中含有胶原蛋白，这种物质类似于一种名叫ACE抑制剂（血管紧张素转化酶）的降压药，具有降血压的作用，常吃对高血压患者有益。

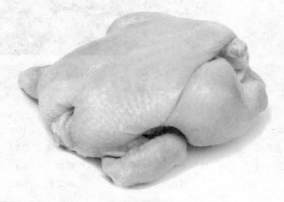

适宜人群：慢性肾炎水肿、肝硬化腹水、营养不良的人群。

性味：性微温，味甘。

主产地：全国各地均有饲养。

主治疾病：耳鸣耳聋、腰膝酸软、面色萎黄。

主要功效：温中补脾、益气养血、补肾填精。

热量：167kcal/100g　每日食用量：50g

✅ 专家教你这样吃

鸡肉的食用方法很多，可以蒸鸡肉饭，也可以做宫爆鸡丁等炒菜，或者煲汤。鸡肉忌与兔肉、鲤鱼同食。鸡屁股是鸡的淋巴器官，积聚了各种病菌和致癌物，不宜食用。

 鸡肉 ＋ 黄芪

黄芪有补气功效，与鸡肉煲汤，能益气养血、滋补强身。

鸡肉 ＋ 花生

花生仁炒鸡肉是一道营养丰富全面的菜肴，有强身健体的功效。

🍲 养生食疗

鸡肉杂蔬汤

材料：

鸡腿500g、马铃薯2个、番茄2个、胡萝卜1个、姜片20g、食盐8g。

制作方法：

① 鸡腿切块洗净，放沸水中焯透捞出；各种蔬菜洗净切块备用。

② 锅内放开水，加入姜片和鸡块，大火烧开，转小火炖煮40分钟。把全部蔬菜加入一起炖煮，加入盐调味即可。

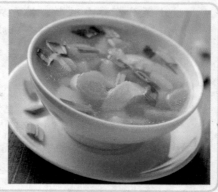

🍴 经典降压药膳大集合

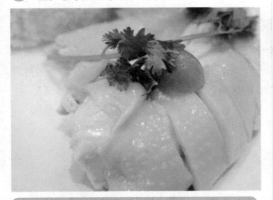

白切鸡

材料

A			B		
整鸡	1只		香油	3g
葱、姜末	各10g		大料	5粒
香菜末	10g		料酒	5mL
白糖	3g		鲜贝露	6mL

整鸡　　　生姜　　　葱末

做法

❶ 葱、姜、香菜混合，调入白糖、鲜贝露、香油制成调味汁。

❷ 清水锅中放大料、料酒烧开。鸡放入锅中煮5分钟，水开后关火，盖严锅盖，将鸡焖45分钟。捞出鸡，冰水浸泡10分钟，沥水切块装盘，淋上调味汁。

功效

这道美食口感筋道、风味独特，有健脑益肝、健脾和胃，补肾润肠、强筋壮骨、养阴补虚的功效。

辣炒鸡丁

材料

A			B		
鸡胸肉	400g		水淀粉	8mL
青椒	50g		食用油	7g
干红辣椒段	5克		食盐	3g
料酒	4mL		豆瓣酱	5g

鸡胸肉　　　青椒　　　干红辣椒

做法

❶ 鸡胸肉洗净切丁，用料酒、食盐拌匀腌10分钟；青椒洗净切片。

❷ 炒锅倒油烧热，放入豆瓣酱、红辣椒段炒出香味。倒入鸡肉快速翻炒至变色，再倒入青椒翻炒至熟。调入食盐，并用水淀粉勾芡即可。

功效

这道菜不仅营养丰富，而且香辣开胃，有助于祛风除湿、增进食欲、补充营养、提高免疫力。

❤ 健康美味提示

● 鸡肉中蛋白质含量较高，所含有的维生素种类丰富，因此很容易被人体吸收利用，常食鸡肉可以增强体质、强健脾胃。

● 美容养生方面，乌鸡是很好的选择。

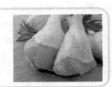

鸭肉

利小便、除水肿

降压关键词：烟酸

　　鸭肉富含蛋白质、多种维生素等营养成分，并含有人体重要辅酶——烟酸，常吃有助于稳定血压，防治动脉硬化、心肌梗死等疾病。

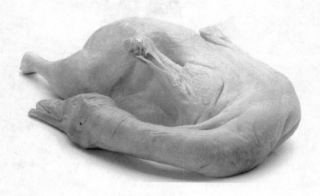

别名： 家鸭肉、家凫肉。

适宜人群： 体质虚弱、食欲不振、发热、水肿的人群。

性味： 性寒、味甘。

主产地： 江苏、浙江、广西、四川、贵州、湖南。

主治疾病： 咳嗽、血虚、头晕头痛、水肿。

主要功效： 消水肿、止热痢，补肾养胃。

热量： 240kcal/100g　　**每日食用量：** 50g

✅ 专家教你这样吃

　　鸭肉性凉，所以夏季吃鸭肉有消暑滋阴、健脾化湿、补益虚损的作用，但是若有因受凉引起的食欲不振、腹部疼痛、腹泻清稀、腰痛、痛经等症状时，则不宜食用。

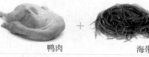

鸭肉　＋　海带

两者煲汤炖食，有软化血管、降低血压的功效。

鸭肉　＋　竹笋

两者煲汤炖食，有助于防治老年人痔疮出血。

🍲 养生食疗

马铃薯烧鸭

材料：

鸭子半只、马铃薯两个、姜1块、辣椒粉4g、白糖4g、啤酒1罐、酱油10mL。

制作方法：

❶ 鸭子切块焯水；马铃薯切块，姜切丝，蒜切末。

❷ 焯过的鸭，带皮的一面朝下，放入锅中小火煎至出油。另起油锅放姜丝、辣椒粉炒出香味。

❸ 锅中放鸭块及马铃薯。加酱油、啤酒、糖，小火烧至汤汁快干即可。

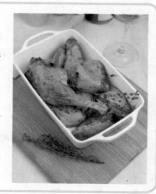

经典降压药膳大集合

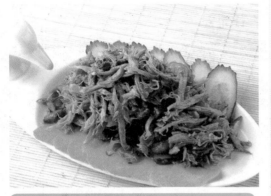

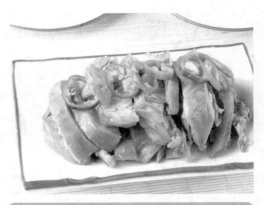

凉拌鸭丝

材料

A			B		
鸭腿	2个		白糖	2g	
黄酒	5mL		酱油	2mL	
姜葱丝	10g		醋	3mL	
熟芝麻	4g		辣椒油	4g	

鸭腿　　生姜　　大葱　　熟芝麻

做法

❶ 鸭腿洗净后放入锅中，放入葱姜、黄酒、适量水，烧开后小火炖30分钟关火，待鸭腿在汤中放凉后取出。

❷ 鸭腿去皮后，把鸭肉撕成细丝装入盘中，放入所有辅料、调味料拌匀即可。

功效

这道美食营养丰富，美味可口，有补阴益血、清热利水的功效，且有助于降血脂和血压，防治动脉硬化。

麻油鸭

材料

A			B		
净肥鸭	1只		葱、姜段	各10g	
白糖	2g		醋	5mL	
黄酒	5mL		香油	3mL	
酱油	5mL		青、红椒	10g	

净肥鸭　　白糖　　酱油　　大葱

做法

❶ 鸭子洗净，放入沸水焯出浮沫后捞出沥水；青、红椒洗净切圈。

❷ 锅中倒水放葱、姜，鸭子放入锅中，调入香油、醋、酱油、白糖、黄酒，烧沸后改小火焖至鸭肉酥烂。最后点缀青、红椒即可。

功效

这道菜酥烂可口、营养丰富，有健脾益胃、清热凉血的作用，还有助于调理气血、消脂降压。

♥ 健康美味提示

● 从中医的角度来看，鸭子所食大多为水生物，因此鸭肉性味甘寒，适宜消水肿、止热痢。体内有热、上火的人食用最为适宜，体质虚弱、食欲不振的人食之也有益处。

● 肺结核病人若常食鸭肉，对快速恢复健康有益。

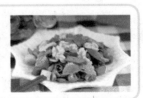

虾

补肾壮阳、益气通络

降压关键词：镁元素

虾肉中富含镁，有调节心脏、保护心血管的作用，还能减少血液中的胆固醇含量，扩张冠状动脉，防止动脉硬化，有效预防高血压和心肌梗死。

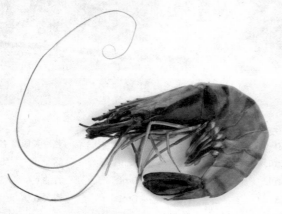

别名：角爪。

适宜人群：动脉硬化、冠心病、免疫力低下、关节炎症的患者

性味：性温，味甘。

主产地：中国沿海海域。

主治疾病：筋骨疼痛、手足抽搐、肾虚阳痿。

主要功效：补肾壮阳、养血固精、化瘀解毒、益气通络。

热量：79kcal/100g　每日食用量：100～150g

✅ 专家教你这样吃

虾肉不易保存，放入冰箱冷藏最多一天。颜色发红、壳肉变软的虾是不新鲜的，不宜食用。虾中可能带有耐低温的细菌和寄生虫，不宜生吃，最好熟透后再吃。

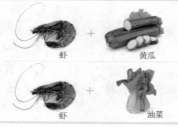

虾　＋　黄瓜

虾仁搭配黄瓜，有清热、利尿、补肾的食疗效用。

虾　＋　油菜

油菜消肿散血、清热解毒，虾补肾壮阳，同食对人体尤为滋补。

🍲 养生食疗

啤酒烤虾

材料：
基围虾500g、啤酒1罐、食盐、味精5g、葱、姜片20g，食用油10mL。

制作方法：
① 基围虾洗净，放葱、姜片、食盐、味精和啤酒腌制30分钟。
② 锅内放水和剩下的啤酒，煮沸后放虾余烫至断生后捞出。
③ 虾身均匀涂抹食用油，微波炉高档火烤10分钟即可。

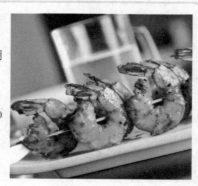

经典降压药膳大集合

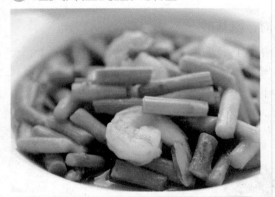

素炒虾仁

材料

A			B		
虾仁	350g		食用油	8g
蒜薹	100g		食盐	4g
葱花	10g		鸡精	2g
姜末	10g			

虾仁　　蒜薹　　生姜　　葱花

做法

❶ 虾仁洗干净后沥水备用；蒜薹择洗干净后切成小段备用。

❷ 炒锅中倒油烧热，放入葱花、姜末炒香，倒入虾仁迅速翻炒两下；放入蒜薹旺火快速炒至蒜薹断生；调入食盐、鸡精炒匀即可。

功效

这道菜富含优质蛋白及镁、钙、硒、锌等营养成分，有化痰止咳、健胃消食、强筋壮骨、壮阳益肾的作用。

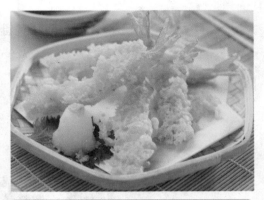

天妇罗

材料

A			B		
鲜虾	300g		吉士粉	10g
白萝卜	50g		鲜贝露	10mL
面粉	30g		生抽	5mL
蛋黄	8g		鱼露	5g

鲜虾　　白萝卜　　面粉

做法

❶ 蛋黄、吉士粉、水加面粉，搅成面糊；虾洗净剥壳，留出虾尾；白萝卜洗净切丝，用食盐腌片刻；腌好的萝卜放入碗中，调入生抽、鲜贝露、鱼露做成蘸汁。

❷ 锅中倒油烧热，虾裹上面糊，放入油锅炸至金黄色捞出控油装盘，就着蘸汁即可食用。

功效

这道菜中富含蛋白质、碳水化合物、多种矿物元素，营养丰富、鲜嫩美味、香而不腻。

♡ 健康美味提示

● 虾肉是各类营养素的优质来源，包括蛋白质、脂肪、矿物质、糖类、维生素等。

● 虾肉中矿物质含量丰富，其中以镁最为重要。常摄取食物中的镁，对于心脏功能有很好的调节作用。

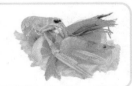

海参

降火滋肾、养血生精

降压关键词：氨基酸

海参中含有18种氨基酸、多种矿物质及微量元素，食用后有助于清洁血液、软化血管，有效预防高血压、心肌梗死、脑血栓等疾病。

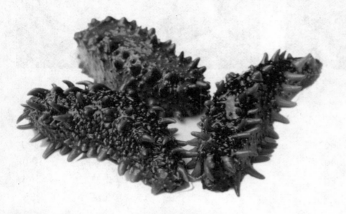

别名： 刺参、海鼠、海瓜。

适宜人群： 有动脉硬化、高血压、高血脂、糖尿病、免疫力低等症状的人群。

性味： 性温，味甘。

主产地： 西沙群岛、海南岛、雷州半岛。

主治疾病： 腰膝酸软、畏寒肢冷、精血亏虚。

主要功效： 润肠燥、益精血、补肾气。

热量：78kcal/100g　　每日食用量：50g

✅ 专家教你这样吃

海参的吃法很多，通常是凉拌，还可搭配糯米或大米一起熬粥，也可与其他食物或药物一起煲汤。但烹饪海参时不宜加醋，醋会破坏海参中的胶原蛋白，降低其营养价值。

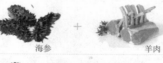

海参　＋　羊肉

两者煲汤同食，对身体有温肾助阳的功效，尤宜冬季食用。

海参　＋　冰糖

两者一同炖食，有补肾益精、养血润燥、平稳血压的效果。

🥣 养生食疗

巴戟天海参煲

材料：
海参2个、巴戟天15g、白果10g、胡萝卜80g、白菜 50g、食盐5g、酱油6mL、芡粉5g。

制作方法：
① 海参发好后洗净，白菜洗净备用；胡萝卜洗净切片备用。
② 锅内烧水，放巴戟天、胡萝卜煮开，再加入海参、白果和白菜，再烧沸后添加调料调味，最后勾芡即可。

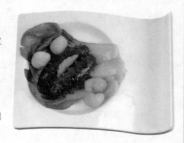

🍴 经典降压药膳大集合

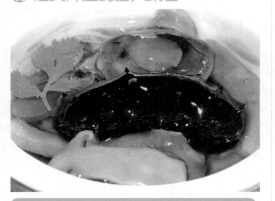

什锦海味盅

材料

	海参	150g		食盐	3g
A	墨鱼	150g	B	胡椒粉	4g
	海虾	200g		葱、姜末	各15g
	食用油	10mL		香菜	20g

海参　　　墨鱼　　　海虾　　　生姜

做法

❶ 海参切片、墨鱼切条、虾剥壳，洗净备用。香菜洗净切末。

❷ 锅中放油烧热，放入葱、姜末炒香，倒入适量高汤，放入海参、墨鱼、海虾，大火烧沸后改小火，调入食盐、胡椒粉，撒上香菜即可。

功效

　　这道菜富含蛋白质、氨基酸、多种矿物质和微量元素，有补益强身、养血生精的功效，能提高人体免疫力，有助延缓衰老。

木瓜炖海参

材料

	木瓜	1个		食盐	4g
A	水发海参	1个	B	水淀粉	10mL
	油菜	50g		熟猪油	5g
	枸杞	10g		熟鸡油	3g

水发海参　　　木瓜　　　枸杞

做法

❶ 海参、油菜洗净；木瓜分两半，一半榨汁，一半做木瓜盅。猪油入锅烧四成热，放高汤、海参、油菜，焖至入味再捞出海参和油菜放入木瓜盅，放枸杞，入蒸锅蒸至木瓜熟。

❷ 鸡油烧六成热，倒入木瓜汁烧沸，调食盐、勾薄芡，淋在海参上。

功效

　　这道菜有健脾和胃、养颜润肠的作用，有助于提高人体免疫力，是女性的滋补佳品。

❤ 健康美味提示

● 海参温补，营养丰富，足以与人参媲美，因此命名海参。

● "补肾益精，壮阳疗痿" ——《本草从新》

● "降火滋肾、通肠润燥、除涝祛症" ——《药性考》

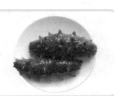

牡蛎

收敛镇痛、消炎解毒

降压关键词：牛磺酸

牡蛎中含有18种氨基酸、肝糖原及B族维生素等营养元素，常食牡蛎能提高机体免疫力。牡蛎中其所含的牛磺酸还有助于降低血脂、平稳血压。

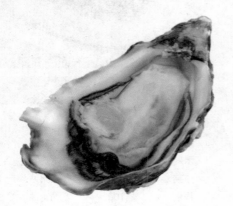

热量：73kcal/100g　**每日食用量：**200g

别名：生蚝、蛎蛤、牡蛤、海蛎子。

适宜人群：有病虚多热、痛经、风湿痛等症状的人群。

性味：性微寒、味咸。

主产地：广东、江苏、浙江、辽宁。

主治疾病：眩晕耳鸣、心悸失眠、乳房肿块。

主要功效：平肝潜阳、镇惊安神、软坚散结。

✅ 专家教你这样吃

牡蛎可生吃、煮食、凉拌、热炒、干炸，也可用来烹饪汤粥、面点等。生食通常会佐以柠檬汁、辣汁或鸡尾酒酱汁。熟食则可以用来煮汤或焗烤等。

牡蛎
＋

猪肉

搭配煮汤同食，可辅助调理阴血虚亏、营养不良等症状。

牡蛎
＋

海带

两者煮汤同食，可辅助调理小儿体虚、淋巴结核等疾病。

🍵 养生食疗

牡蛎浓汤

材料：

牡蛎20只、白葡萄酒20mL、奶油10g、面粉10g、牛奶100mL、高汤100mL、食盐4g、胡椒粉5g。

制作方法：

❶ 牡蛎洗净，与白葡萄酒一起入锅，小火蒸煮2分钟，熄火后备用。

❷ 锅预热，放入奶油，再放面粉小火炒匀，加牛奶、高汤及调味料，转中火煮开，一起拌匀即可。

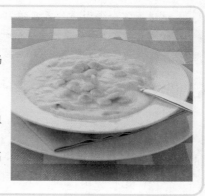

🍴 经典降压药膳大集合

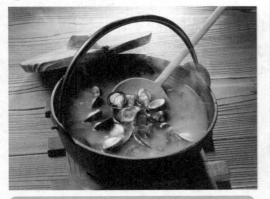

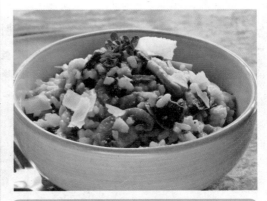

青椒牡蛎汤	鲜味菌焖饭

材料

A			B		
牡蛎肉	300g		高汤	100mL	
青椒	100g		食盐	4g	
红椒	50g		白胡椒粉	3g	
葱花	10g		料酒	4mL	

 牡蛎　　 青椒　　 红椒

做法

❶ 牡蛎肉洗净备用；青、红椒洗净后切小片；胡萝卜切块备用。

❷ 汤锅内高汤大火烧沸后放入牡蛎肉和料酒，再次煮沸后放入青、红椒和胡萝卜，中小火煮至熟透，调入食盐、白胡椒粉，撒上葱花即可。

功效

　　这道汤菜有滋阴养血、调中补虚的功效，有助于消脂降压，尤其适合肥胖的高血压患者，另外还有润肤养颜的作用。

材料

A			B		
粳米	250g		蚝油	3mL	
牡蛎	50g		食用油	3g	
菌菇	50g		食盐	1g	
葱、姜、蒜末	各10g		料酒	3mL	

牡蛎　　菌菇　　粳米

做法

❶ 牡蛎去壳洗净；粳米洗净；菇类洗净切丁。

❷ 炒锅倒油烧热，放葱、姜、蒜末炒香，倒菌菇翻炒后调入食盐、料酒、蚝油炒匀，再加水烧沸。牡蛎和粳米一起放进电饭锅，倒入烧好的菌菇汤焖熟即可。

功效

　　这款米饭具有高蛋白、低脂肪的特点，营养丰富，有助于降低血压和胆固醇，预防肝硬化病变。

❤ 健康美味提示

- 牡蛎肉中含蛋白质、碳水化合物以及多种矿物质，具有低热量、低脂肪、高蛋白的滋补优势。
- 醉酒之人食用牡蛎，可以解酒毒，保护身体。
- 女性经期应忌食牡蛎。感冒受凉或初愈者亦不宜食。

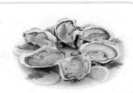

三文鱼

补虚劳、抗衰老

降压关键词：不饱和脂肪酸

三文鱼富含不饱和脂肪酸，能有效减少血液中的胆固醇含量，降低血脂、平稳血压，防治心血管疾病。常食三文鱼能使心脏病的死亡率下降1/3。

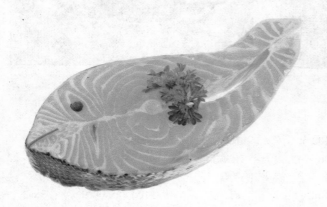

别名：北鳟鱼、大马哈鱼、罗锅鱼。

适宜人群：婴幼儿、学龄前儿童和久病体虚的人群。

性味：性平、味甘。

主产地：黑龙江、乌苏里江、松花江上游。

主治疾病：消瘦、水肿、消化不良。

主要功效：补虚劳、健脾胃、暖胃和中。

热量：139kcal/100g　每日食用量：100g

✅ 专家教你这样吃

三文鱼生食最有营养。在70℃的高温下，三文鱼中的不饱和脂肪酸会被破坏，若是长时间高温烹饪，其所含维生素也会全部丧失。

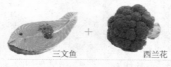

三文鱼　＋　西兰花

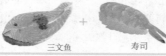

三文鱼　＋　寿司

西兰花和三文鱼均有抗癌作用，搭配食用能使抗癌效果提高13倍。

三文鱼和寿司均为低脂食物，搭配食用，降脂降压功效更强。

🍲 养生食疗

迷迭香烤三文鱼

材料：
迷迭香5g、蒜蓉5g、食盐、胡椒粒5g、橄榄油10mL、三文鱼300g、芦笋30g、樱桃番茄30g。

制作方法：
① 迷迭香、蒜蓉、食盐、胡椒粒、橄榄油混合拌匀；芦笋洗净焯水备用。
② 将拌好的调料抹在鱼肉上并腌制5分钟。预热烤炉或烤箱，烤制三文鱼8~9分钟，然后与芦笋和番茄摆入盘中。

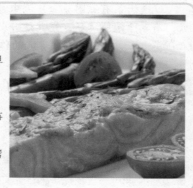

🍴 经典降压药膳大集合

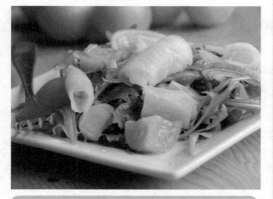

三文鱼沙拉

材料

A			B		
三文鱼	300g		白糖	3g
洋葱	50g		胡椒粉	6g
樱桃番茄	50g		生抽	4mL
甘蓝	50g		绿芥末	2g

三文鱼　　　甘蓝　　　洋葱　　　樱桃番茄

做法

❶ 三文鱼洗净切片，用生抽、白糖腌3小时；洋葱洗净切丝；番茄、甘蓝洗净。

❷ 炒锅倒油烧热，三文鱼裹上胡椒粉入油锅煎1分钟。调入生抽和绿芥末制成调味汁。甘蓝、番茄、洋葱、三文鱼依次摆入盘中，淋入调味汁即可。

功效

> 此沙拉富含优质蛋白和膳食纤维，营养丰富，有助于润肠排毒、调养脾胃，消脂降压。

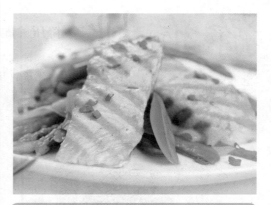

炒三文鱼片

材料

A			B		
三文鱼	100g		白糖	2g
芦笋	100g		生抽	6mL
青椒	100g		香油	3mL
葱、姜末	各8g		食用油	6mL

三文鱼　　　芦笋　　　青椒

做法

❶ 三文鱼洗净切片；青椒洗净切片；芦笋洗净切段，用沸水焯至断生，捞出过凉沥水。

❷ 炒锅倒油烧热，放入葱姜末炒香，再依次放入三文鱼、青椒片、芦笋快速炒熟。

❸ 调入白糖、生抽、香油炒匀即可。

功效

> 三文鱼和芦笋都有降血脂、降血压的作用。这道菜营养丰富，尤其适合高血压、高脂血症和肥胖人士食用。

♡ 健康美味提示

> ● 对于工作忙碌、生活节奏快的都市白领来说，早餐时适合食用三文鱼，其中的营养成分可以被身体完全吸收，可抵抗衰老、减少皱纹。
> ● 购买三文鱼时要看颜色是否是新鲜的橘红色。如果颜色发白或者发暗，那就表明质量不太好。

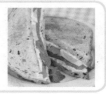

猕猴桃

生津止渴、解除烦热

降压关键词：精氨酸

猕猴桃富含维生素C、果胶、钾和精氨酸等成分，其中优质的精氨酸有助于改善血液流动，阻止动脉血液中的血栓形成，有平稳血压等功效。

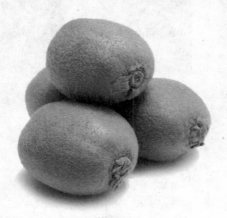

别名：奇异果、毛梨、猕猴梨、阳桃。

适宜人群：消化不良、食欲不振、便秘的人群。

性味：性凉、味甘。

主产地：陕西、四川、河南、湖南。

主治疾病：消化不良、食欲不振、呕吐。

主要功效：清热止渴、和胃降逆、调中理气。

热量：61kcal/100g　每日食用量：50g~100g

✅ 专家教你这样吃

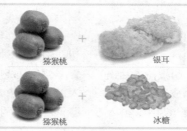

猕猴桃性凉，脾胃虚寒、经常腹泻和尿频的人群需要谨慎食用。猕猴桃不宜空腹食用，可以在每天饭前或者饭后1~3小时吃。

猕猴桃 ＋ 银耳
两者搭配食用，有润肺生津、滋阴养胃的作用。

猕猴桃 ＋ 冰糖
生津养阴，降压降脂，尤其适合高血压、冠心病的患者。

🍚 养生食疗

猕猴桃米糊

材料：

大米50g、猕猴桃1个、蜂蜜5g。

制作方法：

① 将大米洗净备用；猕猴桃切丁备用。

② 将上述食材放入豆浆机，加水，按"米糊"键。

③ 倒出米糊即可，也可用蜂蜜调味。

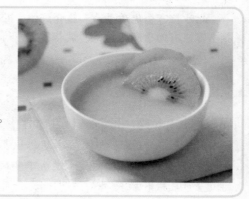

🍴 经典降压药膳大集合

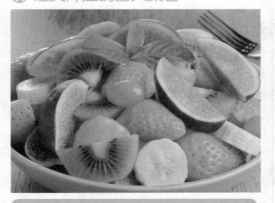

水果沙拉

材料

A	草莓	50g	B	苹果	1个
	猕猴桃	50g		蜂蜜	10g
	香蕉	2根		酸奶	100mL
	葡萄	100g			

草莓　　猕猴桃　　香蕉　　葡萄

做法

❶ 草莓、葡萄用淡盐水浸泡10分钟后再清洗干净，然后将草莓对半切开；香蕉、猕猴桃分别去皮后切成小块；苹果削皮、去核，切成小块。

❷ 把所有材料放入大盘内，倒入适量酸奶，调入适量蜂蜜，拌匀即可。

功效

营养丰富、口感独特、开胃助食，有助于增进食欲、促进消化、润肠排毒、美容养颜。

猕猴桃汁

材料

A	猕猴桃	250g
	清水	400mL

猕猴桃

做法

❶ 猕猴桃用刀剥去外皮，然后再用干净的刀切成小块备用。

❷ 把切好的猕猴桃块放入榨汁机中，加入适量清水后搅打成猕猴桃汁。

功效

这款果汁富含维生素C、天然肌醇及膳食纤维等营养成分，有助于防癌抗癌、稳定情绪、促进消化、消脂降压。

❤ 健康美味提示

● 猕猴桃中含有的维生素C与维生素E共同合作，能够有效提高人体的抗氧化能力，不仅可以使女性的肌肤保持水润，更可以预防心血管疾病，增强人体免疫力。

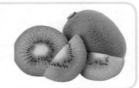

苹果

健胃消食、养心益气

降压关键词：维生素C

苹果中富含维生素C、胶质以及铬等微量元素，有助于保护心血管，维持血糖稳定，降低胆固醇，尤其适宜于高血压和心脏病患者食用。

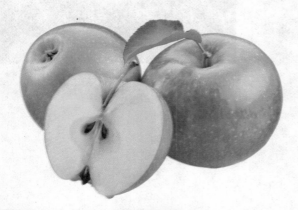

降压关键词：别名：奈子、平安果、记忆果、苹婆。

适宜人群：患有慢性胃炎、消化不良、便秘、腹泻等患者。

性味：性平、味甘。

主产地：东北、华北、华东、四川、云南。

主治疾病：止泻、解暑、醒酒。

主要功效：生津止渴、清热除烦、益脾止泻。

热量：54kcal/100g　每日食用量：50~100g

✅ 专家教你这样吃

除了生吃，苹果还可榨汁，或与其他食物搭配煲汤、熬粥等。食法不同，功效亦不同，苹果生吃或榨汁有解酒作用；与粳米一起熬粥则可降血压。

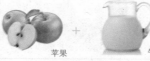

苹果　＋　牛奶

一起榨汁饮用，有清凉解渴、生津去热的功效。

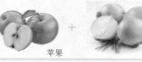

苹果　＋　洋葱

两者中均含黄酮类物质，一起榨汁饮用，有助于保护心脏。

🍽 养生食疗

苹果派

材料：
面粉200g、奶油60g、砂糖60g、鸡蛋2个、苹果3个。

制作方法：

① 奶油、砂糖搅拌均匀并打发，分次加入蛋液，搅拌均匀，放面粉，制成浓稠的面糊；苹果去皮切片，拌入砂糖。

② 派模中放油纸，先倒一部分面糊，铺上一层苹果，再倒面糊，铺苹果。烤箱200℃下预热10分钟，将制成的派坯放入烤箱，200℃温度下加热20~30分钟。

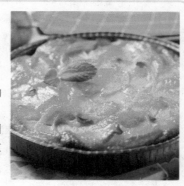

🍴 经典降压药膳大集合

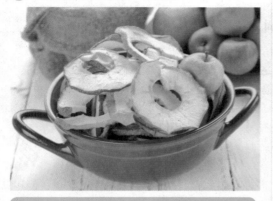

秘制苹果干

材料

A	苹果	250g
	食盐	5g
	柠檬汁	5mL

苹果　　　柠檬　　　食盐

做法

❶ 苹果放淡盐水中搓洗干净，挖核切片；水兑入柠檬汁和食盐，放苹果片浸泡2分钟。

❷ 苹果片放在微波炉烤盘上，中、高火力加热5分钟，直到苹果片脱水。

功效

常吃苹果干，有助于降解人体内不利于健康的胆固醇，增加优质胆固醇，平衡肠道菌群，防治腹泻。

苹果醋

材料

A	苹果	250g
	米醋	400mL
	冰糖	20g

苹果　　　米醋　　　冰糖

做法

❶ 苹果洗净，擦干水，切小片。

❷ 玻璃瓶洗净消毒，逐层放入冰糖和苹果片，最后再铺层冰糖，倒入米醋没过苹果片。

❸ 密封瓶口，在阴凉处放3个月。

功效

此饮品富含果胶、维生素、矿物质和酵素，有助于软化血管、杀灭病菌，增强人体免疫力和抗病力，帮助消化。

❤ 健康美味提示

● 苹果有保护心脏的功效，能够有效地减少心脏病的发病率，且有健脾益胃的作用。

● 苹果性质微寒，有胃寒症状的人忌食生苹果。肾炎及糖尿病患者亦不宜多食苹果。

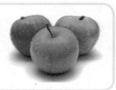

山楂

开胃消食、平喘化痰

降压关键词：黄酮类物质

山楂中含有糖类、蛋白质、胡萝卜素、苹果酸、钙、铁等成分，还有黄酮类物质，有降血脂、降血压的作用，能增强心脏功能，改善心律不齐等症状。

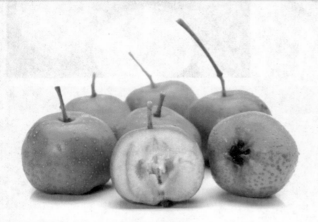

热量： 102kcal/100g　　**每日食用量：** 50g

别名：红果、山里红、胭脂果。
热量：397kcal/100g。
适宜人群：老少皆宜。
性味：性微温，味甘。
主产地：山东、河南、山西、河北、辽宁。
主治疾病：肉食滞积、腹胀痞满、肠风下血。
主要功效：健胃消食、活血化瘀、化痰行气。

✅ 专家教你这样吃

山楂不宜空腹食用，因为山楂含有大量酸性物质，能促进胃酸分泌，刺激胃黏膜。另外，生山楂中的鞣酸若与胃酸结合，会生成一种难以消化的胃石，易引起胃病。

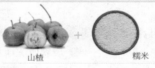

山楂 ＋ 糯米

一起熬粥食用，有开胃消食、化滞消积、活血化瘀之效。

山楂 ＋ 荸荠 ＋ 冰糖

一起煮水食用，有强心降压、舒张血管的作用。

🍲 养生食疗

山楂双耳汤

材料：

黑木耳20g、银耳30g、山楂20g、蜂蜜5g。

制作方法：

❶ 银耳、黑木耳一起泡发、洗净，择成小朵备用；山楂洗净备用。

❷ 锅中放入银耳、黑木耳、山楂和适量水，大火炖煮30分钟，稍凉时用蜂蜜调味即可。

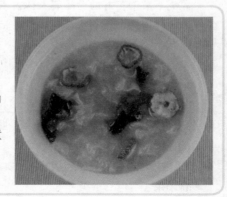

🍴 经典降压药膳大集合

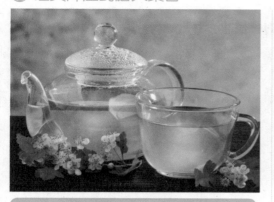

山楂茶

材料

A
山楂	50g
绿茶	300mL

山楂　　　绿茶

做法

① 山楂用淡盐水浸泡5分钟后洗净，除去蒂和籽粒，掰成碎块。

② 山楂块放入榨汁机，加适量水榨成山楂汁。同时将绿茶包放进茶壶中，沸水冲泡20分钟后，滤去茶包，兑入山楂汁即可。

功效

山楂和绿茶都有降血脂、降血压的作用。这款饮品尤其适合高血压并发高脂血症、冠心病、动脉硬化的患者饮用。

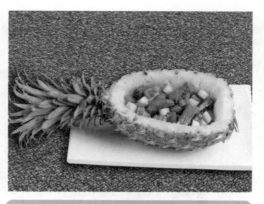

山楂牛肉菠萝盅

材料

A			B		
牛肉	500g		食盐	4g
山楂	100g		蚝油	4g
菠萝	1个		生粉	6g
料酒	5mL		食用油	8mL

牛肉　　　山楂　　　菠萝

做法

① 菠萝洗净，切去顶端，挖出果肉做成菠萝盅，果肉切块；山楂洗净切小块，去籽粒；牛肉洗净切片，用食盐、生粉、料酒、蚝油拌匀腌10分钟。

② 炒锅倒油烧热，倒入牛肉、山楂块、菠萝肉炒2分钟，加适量水煮熟，调入食盐，盛入菠萝盅即可。

功效

这道美食有健脾开胃的功效，有助于增进食欲、促进消化，并有补中益气、降血压和降血脂的作用。

❤ 健康美味提示

● 山楂具有扩张血管、增加冠脉血流量、改善心脏活力、降低血压和胆固醇、软化血管及利尿和镇静作用。

● 山楂对子宫有收缩作用，孕妇临产时食用山楂有催生功效，并能促进产后子宫复原。

西瓜

清热祛暑、利尿排毒

降压关键词：维生素C

西瓜中含有大量葡萄糖、苹果酸、番茄素、维生素C，并且不含脂肪酸，有清热解渴、祛暑除烦的作用，能缓解肾炎、平稳血压。

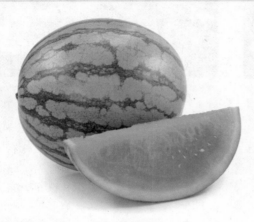

别名：夏瓜、寒瓜。

热量：105kcal/100g。

适宜人群：有高血压、急慢性肾炎、高热不退等症状的人群。

性味：性寒，味甘。

主产地：新疆、河北、四川。

主治疾病：心烦口渴、肾炎水肿、高血压。

主要功效：清热解暑、除烦止渴、通利小便。

热量：93.3kcal/100g　**每日食用量：**50~500g

✅ 专家教你这样吃

西瓜一次不宜吃太多，否则易伤脾胃，脾胃虚寒、消化不良、腹泻的人更要少吃。晚上临睡前也不宜多吃西瓜，否则易使夜尿次数增加。

西瓜
　+　

番茄

一同榨汁饮用，有瘦身减肥、预防中暑的功效。

西瓜
　+　

大蒜

同蒸10分钟后食用，能起到清热利尿、降低血压的作用。

🍲 养生食疗

冰镇西瓜皮

材料：

西瓜皮60g、白糖10g。

制作方法：

① 西瓜挖去内瓤，削去最外层的绿皮，留白肉，切成薄厚均匀的长片。

② 放入冰箱冷藏2小时左右，拿出撒上白糖即可。

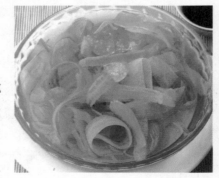

🍴 经典降压药膳大集合

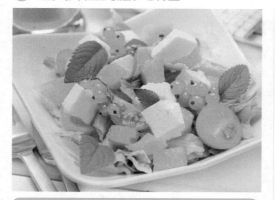

开胃沙拉

材料

A			B		
西瓜	1个		生抽	3mL	
豆腐	100g		苹果醋	5mL	
各种蔬菜	100g		柠檬汁	5mL	
橄榄油	5g		蜂蜜	6g	

西瓜　　　蔬菜　　　柠檬

做法

❶ 西瓜去皮，瓜瓤切小块；各种蔬菜洗净切小块；豆腐切小块，沸水焯烫后捞出过凉沥水。

❷ 橄榄油加热后调入生抽、苹果醋、柠檬汁、蜂蜜制成调味汁。

❸ 所有食材放入大盘，淋上调味汁拌匀即可。

功效

　　此沙拉富含各类维生素及膳食纤维，有助于通便排毒，美容养颜，尤其适合减肥中的女性食用。

水果蛋卷

材料

A			B		
鸡蛋	3个		牛奶	100mL	
低筋面粉	100g		食用油	10mL	
玉米淀粉	50g		泡打粉	5g	
西瓜等水果	200g		食盐	5g	

鸡蛋　　低筋面粉　　菠萝　　西瓜

做法

❶ 鸡蛋打成蛋液，倒入牛奶拌匀；低筋面粉和玉米淀粉混合过筛，倒入鸡蛋、牛奶混合液和油搅成面糊；西瓜等水果肉分别切小块。

❷ 模具预热刷油，倒入面糊加热至蛋卷皮成型。卷皮摊开，放上各种果肉块后裹起即可。

功效

　　这道点心营养丰富、香甜美味，具有开胃健脾、增进食欲、润肠通便的作用，老少皆宜。

❤ 健康美味提示

- ● 西瓜中含有丰富的葡萄糖、苹果酸、果糖等，还含有不饱和脂肪和胆固醇。
- ● 常食西瓜，对治疗肾炎、膀胱炎有辅助疗效。
- ● 新鲜的西瓜汁可以帮助女性增加肌肤弹性，减少皱纹。

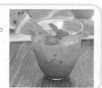

橘子

生津止渴、和胃润肺

降压关键词：橘皮苷

橘子中富含维生素C、黄酮类化合物、橘皮苷等营养元素，特别是其中的橘皮苷能加强毛细血管的韧性，帮助人体降脂降压，有助于预防动脉硬化和心血管疾病。

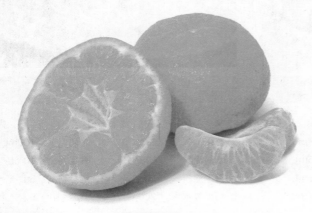

别名：柑橘、蜜橘、黄橘、红橘。
适宜人群：患有咳嗽、食欲不振、高血压的患者。
性味：性平，味甘。
主产地：四川、云南、贵州。
主治疾病：胸膈结气、呕逆少食、肺热咳嗽。
主要功效：开胃理气、止咳润肺。

热量：51kcal/100g　　每日食用量：100~200g

✔ 专家教你这样吃

橘子健脾润肺、止咳化痰、生津止渴，尤其适合老年人、急慢性支气管炎和心血管疾病患者食用。另外，每天吃一个橘子有预防口腔癌、喉癌和胃癌的作用。

橘子　+　黄瓜

一起榨汁饮用，可有效缓解声音嘶哑症状。

橘子　+　蜂蜜

用蜂蜜腌渍橘子，或一同制成糖橘饼食用，能治疗食后腹胀、咳嗽痰多。

🥣 养生食疗

蔬菜橘子汁

材料：
油菜2棵、小白菜1棵、橘子3个。

制作方法：
1️⃣ 油菜、小白菜洗净，去根，切成均匀小块。
2️⃣ 橘子洗净去皮，掰成瓣。
3️⃣ 将所有原料混合放入榨汁机中榨汁即可。

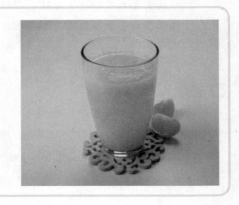

经典降压药膳大集合

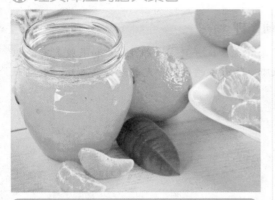

橘子果酱

材料

	橘子	500g
A	食盐	10g
	冰糖	30g

橘子　　　冰糖　　　食盐

做法

① 橘子剥皮去籽，搅散果肉；橘皮洗净切丝，用食盐腌10分钟后洗净，挤干水分。

② 果肉连汁倒入锅中，加适量水，放冰糖和橘皮丝，烧沸后小火慢熬至黏稠状。玻璃瓶洗净消毒，装入果酱后盖紧倒置，冷却后移入冰箱保存。

功效

营养美味，香甜可口，有开胃理气、润肺止渴的作用，能有效促进消化，预防心血管疾病。

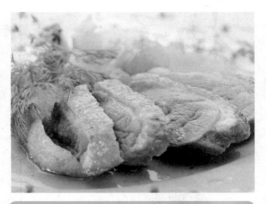

果味鸭脯

材料

	鸭脯肉	300g		食盐	4g
A	鲜橘子汁	5mL	B	酱油	5mL
	红酒	20mL		食用油	8mL
	奶油	10g			

鸭脯肉　　　橘子　　　红酒

做法

① 鸭脯肉洗净切块，沸水略焯洗去浮沫。

② 炒锅倒油烧热，鸭肉煎至表皮变色，倒入红酒和橘汁没过鸭肉。调入食盐、酱油，汤沸后小火炖至鸭肉熟软。锅中余少量汤汁，放入奶油大火收汁，再浇淋到鸭肉上。

功效

这道菜里蛋白含量丰富，但脂肪含量较低，纤维松散、肉质鲜嫩，有清热利水、补阴益血的功效。

健康美味提示

● 橘子中含有的某些成分具有抑制癌细胞的能力，对于各类癌症有一定的预防效果。

● 橘子不宜冷藏在冰箱当中，这样反而会加快其腐烂。只需要将橘子用保鲜袋装起来，使之不接触空气，即可存放一周左右。

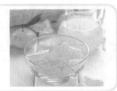

柚子

增强体质、健胃清肠

降压关键词：钾

柚子富含钾元素，并且富含维生素C和果胶，有降胆固醇、降血脂、降血压的作用，尤其适合高血压、心脑血管疾病的患者。

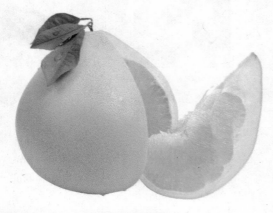

别名：香栾、雷柚、胡柑。
适宜人群：患有咽喉疼痛、高血脂、高血压、冠心病的患者。
性味：性凉，味甘。
主产地：广东、广西、四川、陕西。
主治疾病：食欲不振、消化不良、疝气。
主要功效：理气化痰、润肺清肠、补血健脾。

热量：42kcal/100g　每日食用量：100~200g

✅ 专家教你这样吃

高血压患者在服药期间要慎吃柚子。因为柚子中的某些成分会促使药物迅速进入血液，增强药效。如果同时吃柚子和服降压药，可能引起低血压和肌肉萎缩。

柚子　＋　猪肉

二者煲汤同食，可辅助调理胃肠寒气、消化不良等症状。

柚子　＋　红糖

搭配煎水食用，有助于缓解胃气不和、呕逆少食等症状。

🍲 养生食疗

蜜柚金枪鱼沙拉

材料：
新鲜金枪鱼200g、柚子半个、柠檬汁5mL、食盐5g、白胡椒粉8g。

制作方法：
❶ 金枪鱼洗净后切小块，水中加食盐，沸水煮至八分熟后捞出备用；柚子剥皮，果肉切成小块。
❷ 金枪鱼块、柚子果肉混合，加入柠檬汁、食盐和白胡椒粉拌匀即可。

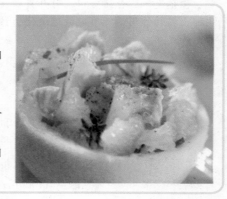

经典降压药膳大集合

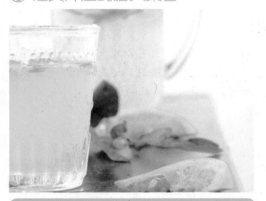

柚子果汁

材料

A	柚子	1个	B	汽水	200mL
	冰糖	5g		冰块	5g

柚子　　　冰糖

做法

❶ 柚子剥去外皮，去除籽粒，留出果肉备用。

❷ 把柚子肉放进榨汁机中，加适量凉开水榨成柚子汁。

❸ 把冰块、冰糖放入柚子汁中，继续用榨汁机搅打均匀，然后加入适量汽水混匀即可。

功效

柚子有止咳平喘、清热化痰、健脾消食、解酒除烦的功效。这款果汁有助于平稳血压，预防血管硬化。

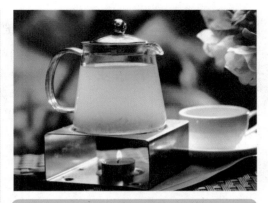

蜂蜜柚子茶

材料

A	柚子	500g
	冰糖	10g
	蜂蜜	10g

柚子　　　蜂蜜　　　冰糖

做法

❶ 柚子用65℃热水泡5分钟，洗净擦干，将最外层黄绿色皮刮下切丝，用盐稍腌；果肉掰碎。

❷ 把柚皮丝、果肉、冰糖放入锅中，加适量水熬成黏稠状，稍凉后放入蜂蜜拌匀，装入干净瓶中密封保存，一周后即可食用。

功效

此茶清香可口，并伴有清热降火、美白祛斑、嫩肤养颜的功效，白领常饮还有助于防电脑辐射。

健康美味提示

● 柚子是医学界公认的最具食疗价值的水果，且柚子茶和柚子皮也都具食用价值。

● 柚子皮厚耐藏，一般情况下即可存放三个月，因此柚子有"天然水果罐头"的称号。

醋

散淤止血、解毒杀虫

降压关键词：氨基酸

善用醋来增加菜肴风味，就可以减少用盐，不但能保持身体健康，对于高血压患者来说，还能降低罹患动脉硬化、冠状动脉心脏病、中风等疾病的风险。

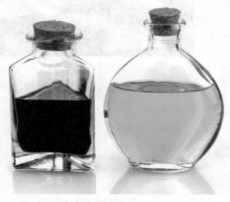

别名：米醋、麦醋、曲醋。

适宜人群：一般人群均可食用。

性味：性温，味酸。

主产地：山西、浙江、四川。

主治疾病：产后血晕、黄疸、大便下血。

主要功效：散淤止血、解毒杀虫。

热量：31kcal/100g　　每日食用量：10mL

✅ 专家教你这样吃

早晚各一勺醋，直接饮用或者调入凉拌菜中食用，这样保健功效最强。加热会降低醋的养生作用，像糖醋鱼等，经过高温加热，其中的保健价值已大大降低。

醋

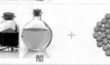
白开水

冲兑饮用，能够润肠通便，防治便秘。

醋

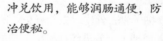
黄豆

一同煮食，有降脂平压之效，适合肥胖人士和冠心病患者食用。

🥣 养生食疗

糖醋排骨

材料：

肋排500g、香葱20g、生姜20g、淀粉6g、食用油100mL、酱油10mL、香醋10mL、食盐5g、白糖8g。

制作方法：

❶ 排骨洗净剁成小段；姜洗净切片；香葱洗净切末。

❷ 锅内放油烧五成热时，将排骨炸至表面焦黄色。

❸ 锅内留油，加入全部调料与排骨同炒，倒入热水没过排骨，大火烧开后改小火炖煮30分钟，之后加白糖、香醋、香葱末，用水淀粉勾芡，大火收浓汁即可。

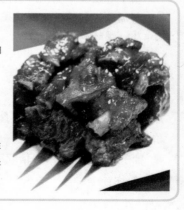

🍴 经典降压药膳大集合

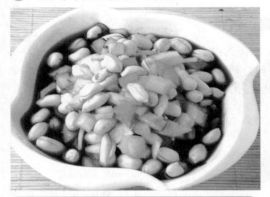

老醋花生

材料

A			B		
花生仁	200g		香菜末	5g	
鲜红辣椒	1个		香醋	50mL	
洋葱	1/2个		白糖	2g	
葱花	5g		酱油	10mL	

醋　　　　花生　　　　洋葱　　　鲜红辣椒

做法

① 花生仁洗净后煮熟；洋葱洗净后切小块；鲜红辣椒洗净后去蒂和籽粒，切小片。

② 把香醋、白糖等调料全部放入容器内，拌匀成调味汁；把煮熟的花生仁、洋葱、红辣椒依次放入盘中，倒入调味汁拌匀即可。

功效

　　这道小吃具有消脂降血压的功效，有助于预防心脑血管疾病，还可增强记忆力、健脑抗衰老。

醋拌七彩丝

材料

A			B		
紫甘蓝	50g		蒜泥	10g	
胡萝卜	50g		食盐	5g	
豆苗	50g		陈醋	10mL	
莴笋	50g		香油	2mL	

豆苗　　　胡萝卜　　　紫甘蓝　　　莴笋

做法

① 食盐、陈醋、香油、蒜泥拌匀成调料汁；紫甘蓝洗净切丝；胡萝卜洗净切丝；豆苗洗净；莴笋削皮切丝。

② 所有蔬菜放入盆中，调入食盐拌匀腌10分钟，然后滤除盐水淋入调料汁，拌匀即可。

功效

　　这道菜富含多种维生素、矿物元素和膳食纤维，有助于开胃健脾、润肠通便、排毒养颜、清心安神。

❤ 健康美味提示

- 生活中经常饮醋能够起到消除疲劳、软化血管的作用。
- 《本草经解》中描述醋，"入足少阳胆经、足厥阴肝经"。
- 中医认为，醋能收敛，因此服"解表发汗"的中药时不宜食醋。

脱脂牛奶

益气生血、软化血管

降压关键词：钙

摄入含钙较多的食物，有助于维持血压稳定。最有效、最常用的补钙食品莫过于奶类及奶制品。选择脱脂奶可以减少脂肪，尤其是饱和脂肪的摄入。

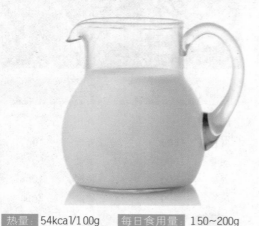

别名：牛乳。

适宜人群：一般人群均可饮用。

性味：性平、味甘。

主产地：全地各地均有生产。

主治疾病：久病体虚、气血不足、营养不良。

主要功效：补虚损、益肺胃、生津润肠。

热量：54kcal/100g　每日食用量：150~200g

✔ 专家教你这样吃

脱脂牛奶适合老年人、血压和血脂偏高的人群，以及心脑血管疾病患者。晚上临睡前喝牛奶有助于睡眠。肠胃不好的人可以将牛奶与粥类同食，有助于摄取食物营养。

 牛奶 ＋ 大米

一同熬粥食用，能补虚损、健脾胃、润五脏。

 牛奶 ＋ 生姜

生姜汁与牛奶同煮食用，有温胃健脾的作用。

🥄 养生食疗

牛奶蛋清炒虾仁

材料：

鸡蛋 4个、虾仁20只、牛奶160mL、淀粉10g、食用油10mL、白糖8g、食盐5g。

制作方法：

❶ 虾仁去沙线，洗净后用食盐、水淀粉抓匀腌制20分钟；鸡蛋只留蛋清备用；蛋清中加牛奶、食盐、白糖搅打均匀。

❷ 锅里放油烧热，虾仁入锅翻炒至变色，将搅匀的牛奶蛋清液入锅，小火加热直到蛋液全部凝固后，加入虾仁翻炒均匀即可。

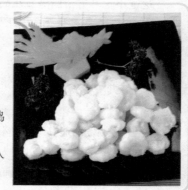

🍴 经典降压药膳大集合

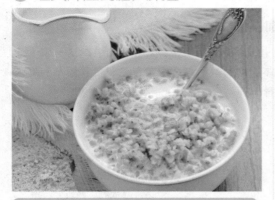

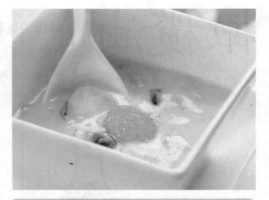

奶香麦片粥

材料

A	粳米	50g	B	牛奶	300mL
	燕麦片	50g		白糖	5g

 燕麦片　　白糖　　粳米　　牛奶

做法

❶ 粳米淘洗干净后，用清水浸泡30分钟。

❷ 把泡好的粳米倒入粥锅中，待大火烧沸后再改小火熬成米粥。

❸ 把燕麦片放入米粥中搅拌均匀，再倒入牛奶熬煮10分钟左右，调入白糖搅拌均匀即可。

功效

这款粥营养丰富，有助于降低血压，防治动脉粥样硬化，尤其适合冬季养生和老年人食用。

牛奶水果羹

材料

A	草莓	50g	B	蓝莓	50g
	香蕉	50g		牛奶	400mL
	葡萄	50g		白糖	10g
	苹果	50g			

草莓　　葡萄　　蓝莓　　牛奶

做法

❶ 草莓、葡萄、蓝莓分别洗净沥水，草莓切成两半备用；香蕉剥皮，切小块；苹果削皮去核后切小块。

❷ 锅中倒水，烧沸后放入水果，再倒入牛奶；烧沸后改小火熬至水果软烂，调入白糖即可。

功效

这道甜点营养丰富、口味香甜，有助于调理脾胃、滋养五脏、益气生血。

♡ 健康美味提示

● 经常接触铅元素的人适宜饮用牛奶。

● 新鲜牛奶最好保存在冰箱里，或者放置阴凉干燥处。过冷的温度对牛奶中的营养成分有破坏的作用，因此牛奶不宜冷冻。

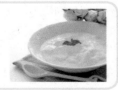

橄榄油

降血压、抗衰老

降压关键词：角鲨烯

橄榄油中富含多种维生素，还含有角鲨烯这一宝贵营养成分，且不含胆固醇，经常食用，能稳定收缩压和舒张压，有益于降血压。

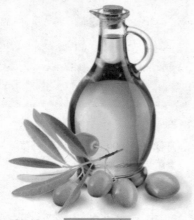

适宜人群：一般人群均可食用

性味：性平、味甘。

主产地：意大利、西班牙、希腊等国。

主要功效：促进血液循环，改善人体消化功能，防癌、抗辐射、抗衰老。

热量：899kcal/100g　**每日食用量：**10~20g

✅ 专家教你这样吃

橄榄油可用来制作煎炸食品，能反复使用不会变质；制作烧烤美食时，能使食物散发诱人香气；制作酱料和调味品的，还可以用于烘焙、煮饭或者制作腌制食物。

 橄榄油　＋　 面包

橄榄油广泛用于面点和甜点烘焙，味道比奶油好。

 橄榄油　＋　 米饭

蒸米饭时，放入一茶匙橄榄油，可使饭粒更香更饱满。

🍲 养生食疗

香煎马铃薯

材料：

小马铃薯400g、橄榄油30mL、食盐10g。

制作方法：

❶ 小马铃薯去皮洗净，切成均匀的大块。

❷ 平底锅烧热，放入较炒菜量略多的橄榄油，油热后放马铃薯块，煎至两面金黄。

❸ 撒上食盐后再略煎，让马铃薯入味即可。

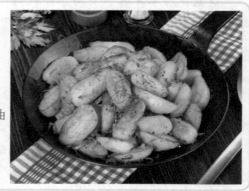

🍴 经典降压药膳大集合

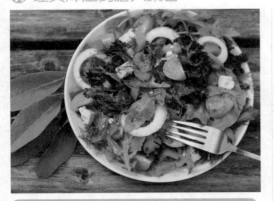

油醋汁沙拉

材料

A
新鲜蔬菜	400g
橄榄油	5mL
白醋	10mL
蜂蜜	3g

B
生抽	3mL
黑胡椒粉	5g
食盐	5g

橄榄油　　西兰花　　紫甘蓝　　白醋

做法

① 所有蔬菜洗净沥水后，分别切丝或者撕成碎片，然后装入盘中。

② 把橄榄油、白醋、蜂蜜等全部调料放入小碗中，混合调匀后，做成油醋汁。

功效

　　这道菜营养丰富，口感清凉，热量低且富含膳食纤维，有助于润肠排毒、瘦身减肥，并能帮助高血压患者降脂降压。

什锦炒饭

材料

A
米饭	200g
鸡蛋	1个
火腿	5g
香菇	20g

B
蔬菜	50g
食盐	5g
橄榄油	6mL
味精	2g

米饭　　香菇　　火腿　　鸡蛋

做法

① 火腿切丁；香菇等蔬菜分别洗净切丁；鸡蛋搅打成蛋液。

② 炒锅中倒油烧热，倒入蛋液迅速滑散并盛出。锅中倒入米饭轻轻炒成散粒状，接着倒入全部食材翻炒至熟。撒入食盐、味精，炒匀即可。

功效

　　这款米饭营养丰富、美味可口，能够促进食欲、补充体能，有助于消除疲劳。

❤ 健康美味提示

● 橄榄油富含不饱和脂肪酸以及多种维生素，极易被皮肤吸收，涂抹后清爽自然，绝无油腻感。

● 橄榄油被称为"可以吃的护肤品"。女性秋冬时节皮肤易干燥、瘙痒、皱纹增多，涂抹橄榄油可以使这些状况得到有效缓解。

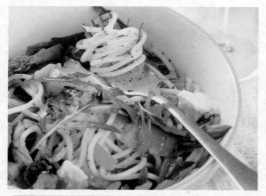

健康意面

材料

A	意面	250g	B	淀粉	3g
	牛肉	50g		橄榄油	5mL
	番茄	2个		食盐	10g
	各类蔬菜	100g		黑胡椒粉	4g

意面　　　牛肉　　　番茄

做法

❶ 牛肉洗净切片，用淀粉、食盐腌10分钟；番茄和蔬菜洗净切碎；水烧沸后放意面和食盐，煮熟捞出过凉沥水。

❷ 炒锅倒油烧热，放牛肉、番茄翻炒，再放入意面、蔬菜快速炒片刻，调入食盐和黑胡椒粉即可。

功效

　　意面即通心粉，食之可有助于改善贫血，增强机体免疫力，促进人体对营养的吸收，有助于消化。

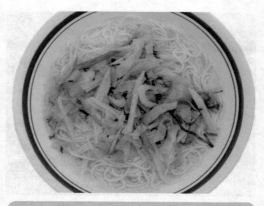

肉丝盖浇面

材料

A	面条	300g	B	红辣椒	5g
	豆角	100g		料酒	4mL
	鸡胸肉	50g		酱油	6mL
	胡萝卜	20g		橄榄油	8mL

豆角　　　面条　　　鸡胸肉　　胡萝卜

做法

❶ 鸡肉洗净切丝，用料酒、酱油拌匀；豆角择洗干净；胡萝卜、辣椒洗净。

❷ 锅中倒油烧热，放辣椒炒香，依次放入鸡丝、豆角、胡萝卜炒熟起锅。面条放入沸水煮熟，捞起盛盘。炒好的肉丝倒在面条上，淋上适量酱油拌匀即可。

功效

　　这道面食富含碳水化合物、蛋白质和不饱和脂肪酸，营养丰富，开胃助食，能增强食欲。

💬 健康美味提示

● 食用橄榄油对心脏病有良好的功效，对阳光晒伤也有缓和的作用。

● 经常食用橄榄油有助于稳定收缩压和舒张压。

● 橄榄油是最适合婴儿食用的油类。

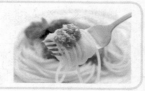

Part4

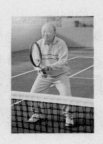
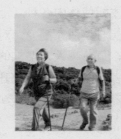
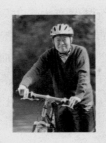

运动健身平稳血压

　　研究数据表明，普通人的收缩压通常在105~125mmHg，而运动员的收缩压通常可以下降到85~105mmHg。这说明长期有规律地进行体育锻炼，有降低血压的作用。运动有助于调节人体内部器官和系统结构的机能，增强血管壁的弹性，改善中枢神经系统功能，对动脉血管有松弛和舒张作用，因此有助于降低血压。

运动是防治高血压的最有效手段

运动不仅能有效预防高血压，还有助于提高降压药的性能。人们在预防时期即应该保持适度的活动量，坚持进行不同强度、不同种类的体育锻炼。平日里也要养成利用空余时间锻炼的好习惯。

✚ 运动的强大康复功效

运动是人类回归自然最好、最美的形式。为什么说运动这样重要呢？因为只有运动才能使人的心、肺等器官，血液循环、消化、内分泌等系统反应灵敏、动作协调，肌肉、骨骼系统强健有力；也只有运动才能使体内各种功能得到充分的发挥。运动还能使人精力充沛。一个人精力充沛，才能对生活充满爱，对健康充满信心。有一定负荷量的运动可以使心率增加，血压上升；负荷越大，增加的程度越大。同样的年龄和体重，进行同样程度的运动，高血压患者的血压和心率上升幅度较健康人大。所以，患有高血压、冠状动脉粥样硬化的人，应尽量避免剧烈的运动。

✚ 恰到好处地运动

生命在于运动。这是人们在生活实践中总结出的宝贵经验。运动可活动筋骨，疏通气血，增强体质。汉代名医华佗有个学生叫吴普，他说："一身动，则一身强。"讲的即是只有经常运动，才能身体健康。法国著名医生蒂索克也说："运动可以代替一切药物，而一切药物也不能代替运动。"研究表明，运动能使大脑产生更多的神经营养素，这种化学物质可以帮助脑细胞更好地代谢，增强心脏收缩力，提高心血排出量，促进脂肪分解；还能促进呼吸，增加吸氧量，排出更多二氧化碳和代谢毒素，改善血液循环系统功能，使周身血液畅通，加速输送营养和氧气，改善不良情绪，缓解心理上的压力和疲劳。

✚ 延缓衰老，保持生命活力

延缓衰老主要是延缓机体"失用性衰退"，既可以采取主动运动的形式，也可以采用被动运动的形式。主动运动就是我们通常意义上的运动，如体力劳动、走路、散步、慢跑、快跑、长跑、骑自行车、游泳、舞剑、体操、健身操、跳绳、举哑铃、俯卧撑、拉力器、武术、太极拳等；被动运动是指被动加强有氧代谢的形式，如通过理疗、电击、按摩、器械牵引等来达到运动的效果。不运动的人，时间久了，就会浑身都是疾病。只有坚持运动，才能保持旺盛的生命力。

➕ 让身体动起来

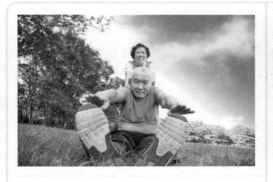

运动降压要有度，运动强度应随着身体状况循序渐进，逐渐加大。

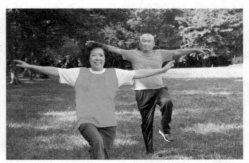

重视运动前的热身活动和运动后的放松动作，有助于增强心功能。

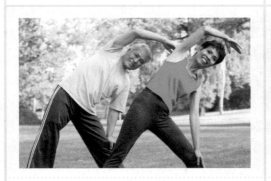

选择自己喜欢的运动，如步行、骑自行车等，都有益身心。

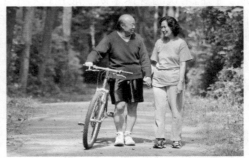

运动可以分多次进行，每次10分钟左右，注意劳逸结合。

➕ 坚持运动，效果显著

　　运动疗法贵在坚持，持之以恒才能获得良好的治疗效果。世界上没有任何一种运动和药物能够一次性地治愈疾病，尤其是高血压这样的慢性病，只有长期锻炼才能重获健康。

| 按照计划每天坚持运动。 | | 体重下降、血压平稳。 | 体重上升、血压不稳定，经常出现血压过高的状况。 | | 偷懒、放松对自己的要求。 |

了解自己的身体素质

"具体情况具体分析"，即是要求患者必须首先了解自己的整体身体素质，有区别性地参考其他病例，与医生讨论之后，再有针对性地进行运动。只有这样做，才能真正利用运动起到降低血压的目的。

⊕ 了解自己是第一步

首先了解你的血压有多高。在没有使用降压药的情况下，收缩压≥140mmHg，以及或者舒张压≥90mmHg，就可以被断定为高血压。如果既往有高血压病史，目前也正在服降压药，虽然血压低于140/90mmHg，也应被诊断为高血压。其次了解你的身体素质。我们常说的身体素质一般包括心肺耐力、身体成分、肌肉力量、肌肉耐力和柔韧性这五方面，这五个方面是用来表明身体健康状况的标准。对于高血压患者来说，身体素质较差具体指的是大多数病人的心肺耐力较低且其身体成分的不合理。

⊕ 心肺耐力与身体成分

我们可以认为心肺耐力低下是高血压发病的风险之一，有研究数据表明，在其他条件均相同，一组心肺耐力较高、另一组心肺耐力较低的两组人群当中，心肺耐力水平较低的人群拥有高发病率的风险，是心肺耐力优良人群的1.52倍。其实心肺耐力本身也有一定的变化规律，在人一生中，成年后的心肺耐力会随着年龄的增加而下降。经常从事体育锻炼的人比久坐少动的人心肺耐力好。身体成分的不合理主要体现在高血压患者的身体脂肪，尤其是腹部脂肪含量较高，这直接导致该类人群的发病率及致死率都高于健康人群，"大腹便便"更是当前社会多种慢性疾病的身体素质特征之一。

⊕ 避免掉进"运动陷阱"

有的患者降压心切，盲目加大运动强度，结果适得其反，不仅血压没降下来，反而伤害了身体。所以，运动一定要循序渐进，逐渐增加活动量，不要盲目进行高强度和过量的运动。一般来说，每周从事3~4次有氧运动，每次坚持运动30~45分钟即可。另外，高血压患者的锻炼关键在于选择什么样的运动和什么程度的运动。剧烈运动时可以使血压升高，高血压病人不宜进行剧烈运动，高血压患者的锻炼不是为了增加肌肉的力量，而是为了使血压降低、心率下降，更重要的是为了预防心脑血管疾病的发生。

✚ 给自己最安全的健康护理

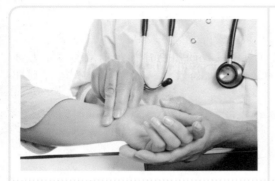

正确测血压，测量前要先摸到脉搏。

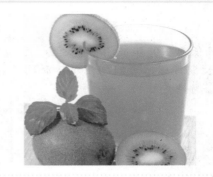

运动时会大量出汗，要记得及时补充水分。

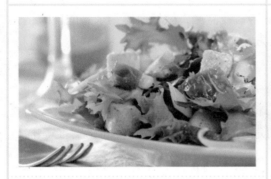

切忌空腹运动，以免发生低血糖。

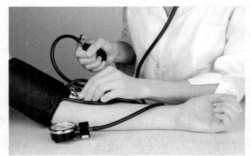

做好血压的自我监测，最好运动前后各测一次血压。

✚ 警惕运动陷阱、切忌勉强身体

不同的人在进行运动的过程中，是没有可比性的。作为一只运动"菜鸟"，如果盲目地有样学样，随时都可能受伤。

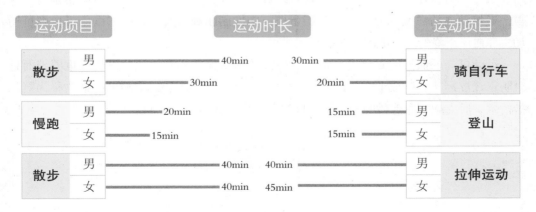

运动项目		运动时长	运动项目	
散步	男	40min		
	女	30min		
		30min	男	骑自行车
		20min	女	
慢跑	男	20min		
	女	15min		
		15min	男	登山
		15min	女	
散步	男	40min		
	女	40min		
		40min	男	拉伸运动
		45min	女	

制订计划、明确目标

降低血压并非一朝一夕之功，需要制订易于实现的短期目标和确定整体治疗方向的长期目标。可以利用琐碎时间进行的运动，比如散步，只需制订长远计划即可，坚持即是胜利。

➕ 养成记录的好习惯

高血压患者必须坚持自测血压，并在每次测量完血压后做好记录，这对于高血压的控制和治疗具有重要意义。高血压患者普遍需要长期治疗，同时需要根据血压值和并发症随时调整治疗用药。因此，平日里坚持自我监测，做好血压记录，能使医生完全掌握患者的血压变化情况，及时调整治疗方案。

➕ 不必担心血压的短暂上升

生活中的许多因素，如感冒、失眠、环境温差变化、紧张、发怒、吃太咸的食物，抽烟喝酒、喝咖啡等，都可能引起血压暂时性地升高。遇到这种情况不必恐慌，只要消除了这些因素，血压自然就能降下来。

➕ 长期坚持锻炼多收益

长期坚持运动的人血压和心率在静态时（安静状态）平稳，就是在运动的时候也会以平稳的状态增加，运动停止后能很快恢复正常。有一项研究将高血压患者随机分为两组，一组增加骑自行车的运动，每周3次，每次60分钟；另一组像以往一样的日常生活，不增加运动量。一周后，测量他们的血压并分析其结果，进行运动的一组患者的收缩压和舒张压都明显下降。长期坚持锻炼的人，血压及心率，甚至血脂都得到改善。锻炼使血清总胆固醇、低密度脂蛋白、中性脂肪都可减少，高密度脂蛋白则可增加。在血压下降的同时减缓动脉硬化的进展。

运动可降低血液的黏稠度，这不仅对预防脑血栓和心肌梗死的发生很重要，而且对防止经皮冠状动脉成形术（PTCA）和冠状动脉旁路移植术（CABG，通常称为冠脉搭桥术）后支架或血管桥的再狭窄，也都是十分重要的。

❶ 运动法则要牢记

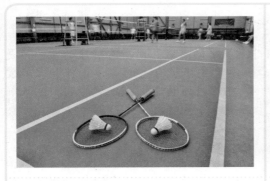

有氧运动是有效的健身方式，患者每天至少运动一次。

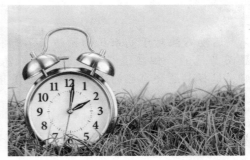

每天运动不少于30分钟，可一次完成，也可分两三次完成。

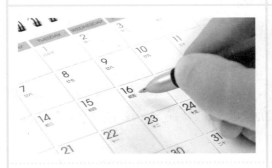

运动需要坚持，不宜半途而废，每周至少运动五次以上。

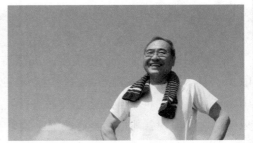

运动的量达到中等量运动。中等量运动是什么意思呢？心跳＋年龄＝170。譬如某人今年50岁，运动时心跳要达到120次/分，意即每次运动量身体承受力的70%。

❷ 用计划表约束自己

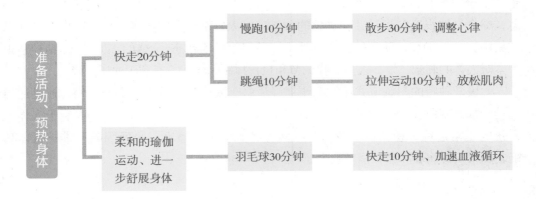

准备活动、预热身体

快走20分钟
慢跑10分钟 → 散步30分钟、调整心律
跳绳10分钟 → 拉伸运动10分钟、放松肌肉

柔和的瑜伽运动、进一步舒展身体
羽毛球30分钟 → 快走10分钟、加速血液循环

运动项目因人而异

运动疗法对于高血压的预防及治疗有非常显著的疗效，对患者健康的重要性是显而易见的。但在进行运动的同时，高血压患者要根据自身的身体条件和兴趣爱好，选择最适合自己的运动，不可勉强身体，才能达到最佳效果。

❂ 时刻关注血压变化

人在一天中的血压有夜低昼高的变化规律，但每个人的血压波动情况是不一样的。患者最好进行24小时动态血压监测，以了解自己的血压特点。关注自己的血压峰值时间段，这样才有助于更好地降低血压并控制血压。

❂ 每天一小步，健康一大步

运动帮助降低血压，但需要长期坚持。患者最好选择自己喜欢的项目，像跑步、散步、打太极拳、跳舞等，这些运动难度不大，容易坚持。在一周内规划的运动项目中，还可以两三种不同的运动交替进行。如2次散步，1次跳舞，1次跑步或打羽毛球。只要持之以恒，就能取得良好的降压效果。

❂ 太极拳是最适合高血压患者的运动

太极拳之所以可以防治高血压，主要有疏通经络、平稳情绪、平衡阴阳、顺畅血脉的作用，而这正是太极拳防治高血压的主要机理。如果人长期处于紧张状态或者经常情绪激动，就会使大脑皮层功能减退，从而导致皮层下神经中枢功能紊乱，引起全身小动脉痉挛，这是导致原发性高血压的病因之一。太极拳的运动强度较适中，动作柔和，全身肌肉的调动自然，意到身随，绵绵不绝如行云流水，发劲不猛，换招不急，整个套路没有特别过猛和过急的动作。打太极拳时是要用意念引导动作，必须思想集中，心境平和，使人的身心都处于一种很放松的状态，这样有助于消除精神紧张因素对人体的刺激，发挥人体自我调节和自我控制的作用，有利于血压下降。

太极拳独特的习练方式还有利于通经活络。太极拳强调全身心的放松，通过适当运动，加大经络传导速度和强度，有利于脉气在全身上下、内外循环，有利于人体各系统的正常运行，使气血充盈全身，濡养各脏腑组织器官，平衡阴阳，维护机体功能，加大抗御病邪和自我修复能力。

⊕ 选择项目有讲究

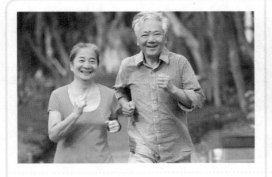

长时间步行后，能使舒张压明显下降，不适症状得到改善。

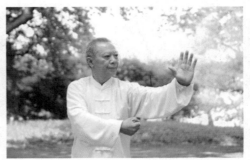

太极拳动作柔和、放松，能使血管放松、血压下降。

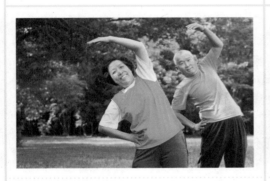

降压体操能使全身放松，令心境平和，血压降低。

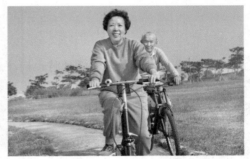

骑车能增强肺功能，促进血液循环，降低血压，预防心血管疾病。

⊕ 运动疗法具体案例分析

患者A，性别男，45岁，身高175cm，体重90kg，长期从事办公室工作，运动量较小，身体素质较弱。

A	B	C
拉伸运动	健美操	准备活动
快走	慢跑	太极拳
散步	拉伸运动	散步

运动顺序

患者B，性别男，60岁，身高173cm，体重60kg，身体素质较好，有坚持户外锻炼的习惯。

A	B	C
准备活动	瑜伽	准备活动
打羽毛球	太极拳	慢跑
快走	拉伸运动	散步

户外活动让身体充满活力

高血压患者可以经常结伴进行短程的户外旅行。比如郊游踏青、赏花、登山，等等，能帮助患者开阔视野，愉悦心情，在不知不觉中放松紧张的神经，释放内心的抑郁和压力，有助于降低血压和维持血压的稳定。

✚ 清新空气，愉悦心情

户外运动是一种非常不错的运动方式，高血压患者走进大自然，拥抱阳光，呼吸清新的空气，使身心得到放松，令心情愉悦，有助于平稳血压。更重要的是，户外运动还能帮助患者感受到生活和生命的美好，令消沉的心态变得积极，树立起战胜疾病的信心。

✚ 重视细节，让户外活动更安全

高血压患者在进行户外活动时，要注意活动周围的环境及天气气候。炎热的夏天应该选择较为阴凉通风的场地，同时也要避免在温度较高的正午或闷热的下午运动。冬天则需要注意保暖，预防中风。

在寒冷的环境中，人体暴露在外面的部位，如脸、手等的温度会降低，但是人的体温却能远远高于外界的温度而保持正常，这与人体热量的丧失是仅仅通过热辐射的方式有关。人外出的时候，颈部和脚踝部常常因为暴露在外而倍觉寒冷，围巾和长筒靴这时候就可以派上用场。双手不能总放在衣袋里，所以戴手套是十分必要的。

✚ 最简单的户外运动：步行

步行有慢速、中速、快速之分，每分钟60～70步为慢速，每分钟80～90步为中速，每分钟90步以上（或每小时步行4km）为快速。步行时，要求保持身体自然正直，抬头挺胸，两眼平视，呼吸自如，随着步子的节奏，双臂自然而有规律地摆动；全身放松，缓步而行，根据患者个体情况决定步行速度快慢和时间长短，顺其自然，以身体发热、微出汗为宜，一般速度为每分钟60～90步，每次步行20～40分钟，每日可进行1～2次。要求散步场地空气新鲜、土地平整，可在公园里、林荫道上或自己的住宅周围进行。步行运动时衣着宽松舒适，应穿轻便的软底鞋，不要穿高跟鞋或皮鞋。

✚ 动静结合，松弛有度

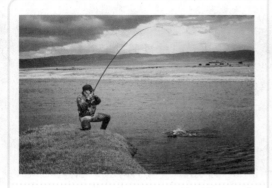

到平静的湖边钓鱼，呼吸新鲜空气，平稳血压效果明显。

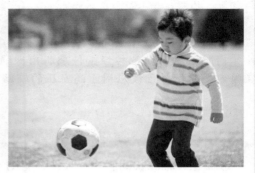

与儿孙一同踢球，仿佛又回到了年轻岁月，尽情享受生命美好，积极面对高血压。

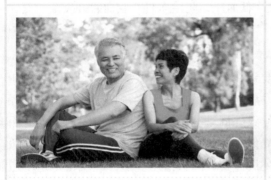

坐在草地上聊聊天，感受家人和朋友的关怀，放松而愉悦。

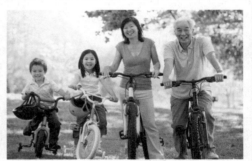

骑骑车、散散步，有动有静，有松有弛，战胜血压有信心。

✚ 最适宜中老年患者的日常运动——太极拳

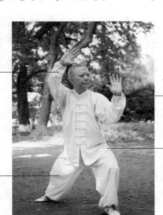

随着动作走势调整呼吸、平衡心境。

美化身体曲线、增强皮肤细胞活性。

动作带动身体，拉伸肌肉的同时牵引骨骼活动。

消除脂肪、提高血液中的含氧量。

告别虚弱体质的简单瑜伽

瑜伽作为一种有益身心健康的调节方式，通过运动与呼吸的配合，刺激腺体、按摩内脏，从而松弛神经、伸展肌肉、强化体质、平静心灵，以达到降压的目的。在国内，瑜伽早已被应用于高血压的辅助控制上。

➕ 让身体年轻起来的瑜伽锻炼法

瑜伽中缓细深长的腹式呼吸法，有助于增强心肺功能，排出体内浊气，增强免疫力。瑜伽中的扭转、伸张、弯曲、倒立等动作，能帮助伸张血管，加强血管壁弹性，使血管不易破裂，并加速血液流量进入脑部，促进血液循环。瑜伽还能够帮助人体深度放松。所以，高血压患者练瑜伽，能有效降低血压，防治多种心脑血管并发症。

➕ 练习瑜伽，降低血压

众所周知，平稳呼吸是维持生命的重要元素。如果能坚持做深呼吸，对于高血压患者来说，还有助于降低血压。高血压的发病与环境及自身因素密切相关，交感神经活性亢进、收缩血管的激素分泌增多，会导致外周动脉收缩、心脏射血阻力增大。深呼吸可以调节胸腔负压，增加回心血量，降低心脏负荷；深呼吸还可以放松心情、缓解压力、降低交感神经兴奋性，由此扩张外周血管、降低血压。瑜伽降压正是这个道理。高血压患者最适宜的一种瑜伽是瑜伽尼达拉，瑜伽尼达拉一般译为瑜伽睡眠，或者瑜伽休息术，瑜伽放松术。虽然尼达拉意味着"睡眠"，实际上在练习过程中，练习者处于一种"醒觉"或者"警醒"的状态，而不是处于一种昏昏欲睡的状态。

➕ 显著疗效得益于正确方法

按照经典的瑜伽理论，瑜伽的放松，不只是身体的放松，而且是思想上的放松、心灵的放松。没有达到心灵的放松，身体的放松也是不彻底的、不完全的。此外，冥想对控制血压也非常有益。但高血压患者练习瑜伽尼达拉时，有些姿势在练习的初期是不能做的，比如：头倒立、肩倒立等。

长期练习瑜伽，不仅可增加身体的灵活性和柔韧度，还可预防糖尿病、高血压、关节炎、动脉硬化、静脉曲张、哮喘等慢性疾病。长期练习瑜伽的人比普通人更懂得控制自身的体温、心率和血压水平。瑜伽，不只是几十分钟的肢体动作，它是一种生活方式，能减轻压力，平静大脑，提高活力，令身体轻盈，令心情愉悦，保持体态年轻。经过长时间的锻炼，患者以往急躁的脾气会慢慢地得到改善。

增强柔韧性的瑜伽动作

柔韧性是衡量一个人身体健康的重要标准之一。瑜伽中有许多动作都能够增强身体的柔韧性，如后仰式、弯曲前倾式、下狗式、轮式、桥式、侧腰式、前俯式等。所以，长期坚持练习瑜伽能够增强身体的柔韧性，使身体线条变得修长匀称，增强肢体的灵活度。同时，还能通过呼吸、冥想等练习，安静神经、平和心态。

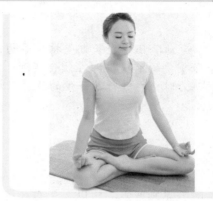

赤足，选家中一块平整的位置盘腿坐下，有专业的瑜伽垫最佳。上身挺直，双手置于膝盖，手心朝上，缓慢调整气息。

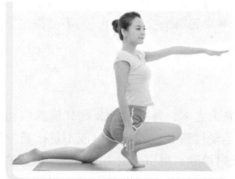

尽量向后伸腿的同时上身挺直，胳膊向着前方举平。此动作能够有效按摩腹部器官，加强两腿的肌肉能力。

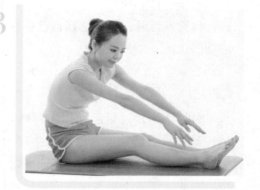

脚尖要绷直，上身挺直，千万不可以驼背，双手尽量够向脚尖，眼睛看着手指。此动作能够有效锻炼到背部和腰部肌肉。

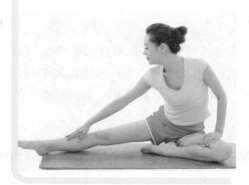

双腿打开，一侧腿伸直，另一侧脚部放置在对侧大腿根部，向一侧弯腰用手触碰脚尖。

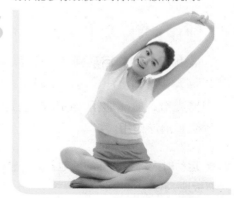

盘腿坐姿，双手紧贴耳朵，从两侧举过头顶，上身保持挺直，双手握紧弯向一侧。此动作可以在看电视时进行。

运动降压，关键在适度

运动降压贵在长期坚持，量力而行，循序渐进，不宜一蹴而就。运动疗法有一个很重要的前提，即在饮食调理已经进行了一段时间之后，身体各项机能已能够承受压力时，再进行下一步的体育锻炼。

➕ 不必拘泥于单一项目

高血压是一种慢性疾病，很多患者都需要长期治疗，运动降血压也需要长期坚持才能够见到成效。所以，患者在选择运动项目时，不仅要考虑自己的身体素质和病情，也要考虑自己的兴趣、爱好。有兴趣才能热爱，有兴趣才能坚持。

有氧运动具有明显的平稳血压的作用。适合高血压患者的有氧运动很多，例如散步、慢跑、打乒乓球、打羽毛球、打太极拳、练体操、骑单车、跳舞，等等。患者在进行体育锻炼时，可以选择自己感兴趣的几种项目每天交替进行，而不必拘泥于一种运动形式。

➕ 运动锻炼不可过量

中医认为，过量运动损伤肾精。肾为先天之本，肾精亏虚，则其他脏腑动力不足，易导致脏腑功能衰退。从生理角度，运动过量，营养物质供应不足，易发生组织、关节损伤及脏腑虚损；代谢废物不能及时排除，可引起肌肉酸痛、痉挛及脏腑损伤。因此，很多不重视保养的竞技运动员伤痛频发，运动生涯短暂。很多片面强调运动、过量运动、又不注重运动细节的人，常发生股骨头坏死、关节炎、风湿病、肥胖等疾病。

➕ 健康降压需牢记的安全常识

适度、合理的运动强度更易于高血压患者每日坚持，如果真的能够长期刻苦练习，每天让身体出汗，可以使附着在血管内壁上的脂肪等有害物质逐渐被消耗，使血管内壁光滑，血流通畅。这样既达到了降压目的，同时对高血脂、高血糖等也有很好的预防和治疗作用。

> ● 运动时应选择适宜的场地，如平整、松软的草地或泥土地，尽量避开坚硬的水泥地或石板地。
> ● 保持身心放松，不仅指全身关节肌肉放松，而且精神也要放松，同时身心协调，姿势、呼吸和意识要相互配合。

➕ 制定专属自己的运动疗法

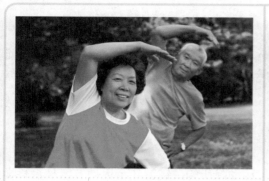

运动既不宜空腹，也不宜吃得过饱，最好是在饭后两小时进行。

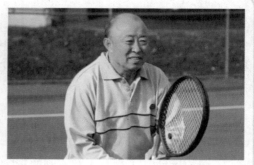

运动强度要合适。如果感到无力、恶心，则属于运动量过大，需及时调节。

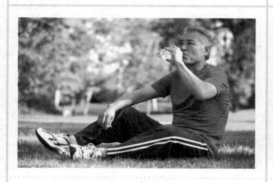

运动中大量出汗，需要及时补充水分，避免脱水症状。

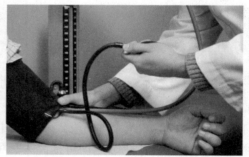

做好完善的自我管理，经常自测血压，保持血压在正常值范围。

➕ 你的运动量够了吗

除了每日必需的外出，从不主动进行户外活动。

嘴里总是说着要多多运动，却迟迟不动身。

家务活总是推卸给家人做。

能搭电梯决不走楼梯，能坐车决不走路。

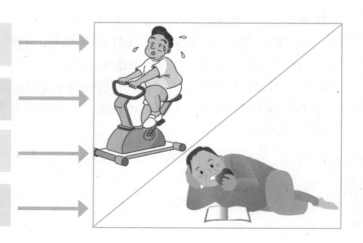

掌握事半功倍的科学运动方法

在运动前一定要做好准备活动，例如压腿、弯腰、伸展动作等。准备活动能够帮助拉伸肌肉、活动关节，让身体的温度升高，帮助身体逐渐进入兴奋状态后再开始运动。

❂ 让健康有"技"可循

不同的运动方式对血压有不同的影响，运动降压的关键就在于运动方案是否科学合理。目前提倡的最有效的降压运动方式是有氧运动，如慢跑。有氧运动的强度较低，可持续时间较长，以有氧代谢为主要形式。它一般是全身性的运动，能够提高心肺功能。因此，高血压患者可适量进行有氧运动，大约60%的患者血压都会下降或保持相对稳定。

❂ 在适宜的时间运动

已有明显心血管病的人清晨不宜运动，因清晨起床后交感神经兴奋，心率加快，血黏度高，是心脑血管意外的好发时间；适宜的运动时间是上午10∶00～12∶00和下午15∶00～17∶00两个时间段，因为此时段经太阳光照射，绿色植物发生光合作用已放出更多的氧气，此时运动可提高人体的血氧饱和度，有益于人体健康；在饱餐、酗酒、激动、寒冬、凌晨应绝对避免运动；每天3000米，走30分钟左右，一次走完最好，分2～3次完成也可，每周运动5天以上。

❂ 科学运动与药物治疗

运动疗法并不是单独存在的治疗方案，高血压患者在运动的同时需要配合相应的饮食调理、药物治疗等其他治疗手段。体育锻炼与药物治疗之间是有明显的配合协同作用的，两者结合能够更快更好地治疗高血压病。有研究数据显示，一部分高血压患者在经过了8周左右的体育锻炼后，若对自身血压控制较好，即可以在医生的指导下调整日常用药量。另外，一些药物如血管扩张剂等，可能会使正在服用此药物的高血压患者发生低血压的不良反应。患者要适当地根据自身服药情况，区别制订运动计划。

好环境让运动更见效

户外是从事有氧运动的最佳场所。不过，高血压患者在选择锻炼场地时，仍然有一些事项需要注意。在高温天气下锻炼，一要注意防暑，二要注意补水，三要避免强烈的阳光照射，因为锻炼时，皮肤暴露在强烈的阳光下，容易损伤皮肤，而且还可能引起头痛、头晕等症状。在寒冷的气候中锻炼，要注意保暖，防止受寒。锻炼时，尽量远离道路交通拥挤、人群密集、空气污染严重的地方，选择空气清新，障碍物少，地势平坦，环境干净优美的空旷场所。

1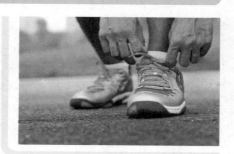

一双舒适的鞋子不会为双脚带来负担，还能起到缓解疲劳的效果。特别是进行跑步或球类运动时，鞋底部分应有减震作用。

2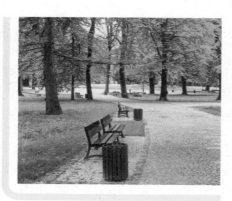

空气清新、环境优美的运动场所不仅会为运动带来一份好心情，也能够避免许多运动外的伤害。

3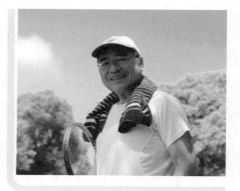

高血压病人在进行运动疗法时，要学会自我欣赏，肯定自己一段时间进行的锻炼成果，使运动更有动力。

4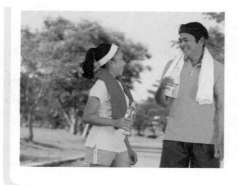

运动过程中必须及时补充水分，同时还需要细心观察自身情况。

5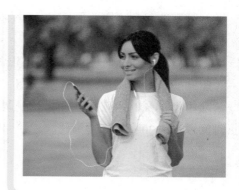

与朋友结伴运动是增添运动乐趣的好方法，也可一边听着喜欢的音乐一边运动。

调节人体内分泌系统，维持生活中正常的生理状态

让运动融入生活

运动并不局限于健身场所，只要有心，时刻都能让身体运动起来。日常生活中也有不少运动方式，比如走路、开车、散步、家务劳动等。一些平日里富有娱乐性的休闲活动，比如遛鸟、养鱼、书法、绘画等，也属于运动形式的另外一种。

✚ 再忙也要锻炼

运动不仅有助平稳血压，还有助预防心脏病、糖尿病、骨质疏松症等。运动能够让人感到快乐，增强自信心，有助于释放心理压力，缓解紧张情绪，防治忧郁症。不论有多忙，每天都应该用30分钟左右的时间来运动，只要坚持，就能获得运动带来的诸多好处。

✚ 小技巧，让运动充满乐趣

有一些方法可以让运动充满乐趣。寻找伙伴一起运动，能消除孤独感，提升对运动的兴趣。穿一套时尚的运动服，一双舒适的鞋，能为运动带来好心情。选择环境优美的运动场所，边运动边听音乐等，这些做法都能增加对运动兴趣。

✚ 每天出去走一圈

根据中医原理，人体脚底共有100多个穴位，步行可以刺激这些穴位，调整神经机能，也能达到辅助降低血压的效果。步行的运动强度并不大，但在坚持走路一段时间后，随着全身被活动开来，人体血压会低于运动前的水平。长期坚持走路锻炼，就可起到辅助降低收缩压和舒张压的作用。而且，步行还可以缓慢消耗我们的脂肪，从而达到减肥的目的。因为肥胖的人发生高血压的概率非常大，因此，单从减肥这一方面来说，走路有助于防治高血压。

步行对各类高血压患者来说都比较适合。因为人步行的时候，能够使体内的血脂（胆固醇、β－脂蛋白、甘油三酯）明显下降，从而能改善血管舒缩的功能，还可以解除中枢神经的紧张度。这样既能调节情绪，又能得到适当的锻炼。高血压患者步行时间以每天20～30分钟为佳，走平路就走快点，走上坡的路速度就放慢点，时时关注自己的心跳。

开发生活中的潜在项目

其实，运动并不局限在运动场所，在家中适量干一干家务活儿，做一些家务事，也是一种良好的休闲运动。例如，在餐后洗碗刷锅，清理厨房，用拖把擦一擦家中的地板，帮助家人洗洗衣服并晾晒衣物，以及外出去超市或者菜市场采购生活用品、蔬菜水果等，都有助于消耗身体能量，活动肢体关节，促进血液循环。

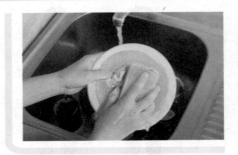

1

国外有学者研究表明，类似刷碗的清洗类家务，能够帮助人们排解愤怒、压抑等不良情绪。

2

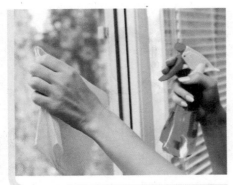

选择一个阳光明媚的日子擦去家中窗户的积灰，让心情随着窗户越来越干净、透明。

3

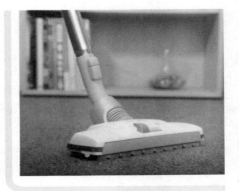

扫地、清理地毯等需要弯腰进行的家务，能够锻炼到人体腰部、腿部的肌肉，半小时即能够消耗大量热量。

4

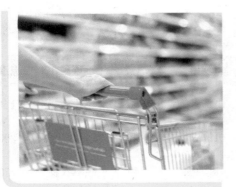

购物是众所周知的减压妙招，逛超市也是如此，即使什么都不买，单单逛一逛也能起到锻炼身体的效果。

5

熨烫衣服时会锻炼到胳膊上一些平日里不经常使用到的肌肉。

➕ 配合饮食，双管齐下

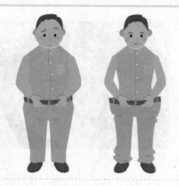

控制食物热量摄入，保持理想体重，是降血压的重要措施之一。

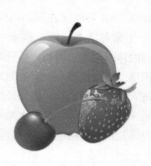

多吃富含维生素C的食物，如蔬菜、水果，有良好的降压作用。

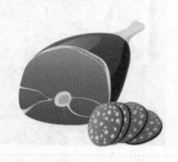

营养均衡，但香肠、火腿、熏肉等高钠食物要尽量少吃或不吃。

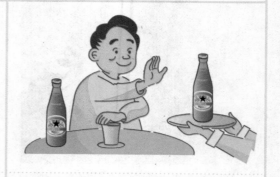

定期测体重和血压，随时调整饮食，保证饮食的合理性。

➕ 各类家务消耗热量一览表（kcal/60min）

项目	热量	项目	热量	项目	热量	项目	热量
外出购物	300	洗菜	210	手洗衣物	300	熨烫衣物	150
整理床铺	160	做饭	300	机洗衣物	18	使用吸尘器	200
洗车	280	刷碗	180	擦地板	240	晾晒衣物	220
扫地	200	收拾杂物	270	擦门窗	204	侍弄花草	190

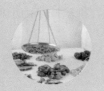

Part 5

中医降压疗效显著

　　与高血压病有关的各种临床症状及相应的治疗方法，中医学文献中均早有记载。比如"气机上逆，或火邪上攻，以致血随之上犯作乱的病症"，讲的即是现代医学所说的高血压。高血压病的主要临床证候以及并发症，在中医中被称为"头痛""眩晕""中风"等。《内经》中有"诸风掉眩，皆属于肝""髓海不足，则脑转身鸣"的记载，认为本病的眩晕与肝肾有关。

手到病除的按摩降压法

按摩就是在人体一定穴位上运用推、拿、揉、压、搓、叩、打、动、滚、指压、扳、捏、踩等手法，以达到舒筋、健体、防治疾病、延年益寿的养生目的，这是中医的一种保健治疗方法。

✚ 中医按摩的历史与发展

中医按摩的历史很悠久。原始社会时期，当人的身体某部位受伤出血，就会本能地用手按压止血。到了春秋战国时期，神医扁鹊已经开始用按摩为人治病。我国最早的医典《内经》中，也有专门论述按摩的篇章。到了秦、汉，按摩已成为一种主要的中医治疗方法。在魏、晋、隋、唐时期，中医馆开设了按摩科。宋、金、元时期，按摩被用于催产。明清时期，按摩继续发展，各种按摩著作不断问世。在近现代，推拿按摩由于独特的医疗价值，早已广受瞩目和重视，并进一步蓬勃发展。

✚ 按摩功效知多少

用按摩防病、治病、健身益寿，在中国有悠久的历史。著名医学家孙思邈十分推崇按摩导引，他说："日按摩三遍，一月后百病并除，行及奔马，此是养身之法。"经常摩面浴头，能使人的皮肤富有光泽，防治高血压。按摩耳部不仅可防耳病，还有助于全身经脉气血流畅，能防百病；按摩腹部能帮助消化，有开胃健脾的功效。高血压患者进行专业治疗的同时，可采用多种按摩疗法进行辅助治疗。按摩还可有效地防止药物的毒副反应，使治疗的效果更明显。

根据中医的"平肝息风"理论，对人体上的太阳、百会、风池等穴位进行按摩，不仅可以调整微血管的舒缩作用，解除小动脉痉挛，而且能疏通气血，调和阴阳，预防和治疗高血压病有着十分明显的作用。按摩可随时随地来做，老少皆宜。按摩方法简单，种类较多，好学易记，疗效显著。高血压患者如果学习一些日常按摩养生法，就可以预防高血压并发症的发生和缓解高血压症状。

✚ 降压的自我按摩法

高血压的发生受多种因素影响。自我按摩不但可以缓解患者的精神紧张，而且还可以调节神经系统和内分泌系统的功能，适当缓解血管长时间的收缩，减轻血液对血管壁的持久压力，因此对防治高血压很有好处。自我按摩还可调节大脑皮层功能，改善脑内的血液循环，使微血管扩张，血液增加，血压降低，防止动脉硬化。

按摩降压方法与技巧

　　自我按摩中最常用的两种手法是整体调节和局部刺激。整体调节主要作用在人体丰厚的肌肉和体表上，目的是刺激局部肌肉以扩张血管，增加血流量。局部刺激主要是刺激穴位，目的是直接刺激神经以达到扩张血管、缓解高血压症状的作用。

方法	按压法	滚动法	拍打法	摩擦法
适用部位	头面部	腰部	胸部	脚心
治疗特点	有效调控血压，让升高的血压缓缓落下	对血压具有很好的调控作用	简单易行，对高血压有良好辅助调理作用	促进血液循环，通经活脉，舒体强身
具体手法	用两手的手掌来回摩擦、按压头部两侧、头皮和额头	双手握拳，拳眼对着腰眼部位，稍稍用力上下滚动	两脚自然开立，上肢右转，带动两臂弯肘，右掌心拍打心前区，左手背拍打后心区	仰卧，双足跟交替摩擦脚心，使脚心感到温热

中医按摩问答

Q 按摩应该顺时针还是逆时针？

A 如为实证，如舌苔发黄、舌苔较厚、口臭、便秘，应顺时针按摩。如果为虚证，如舌苔淡、舌苔较薄、容易腹泻，要逆时针按摩。日常保健，最好顺时针和逆时针各做一次。

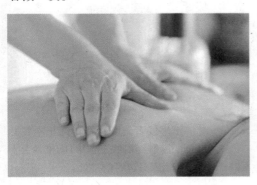

Q 怎样按摩效果最好？

A 在人体毛孔张开时按摩效果最好，因此按摩最好在洗澡、洗脚后进行，或者按摩前先用热毛巾敷一下相关部位和穴位。按摩要沿着肌肉的生长方向，每次按摩时间控制在5~20分钟。

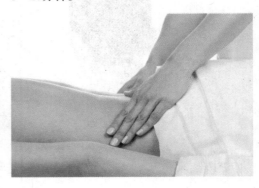

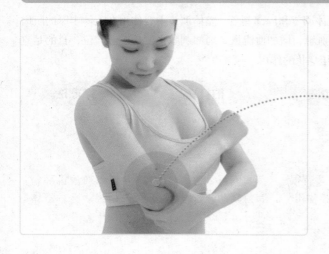

曲池穴

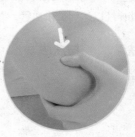

采取站立或者正坐的姿势，手臂弯屈，手肘处呈直角，在肘弯横纹的尽头处就是该穴位。

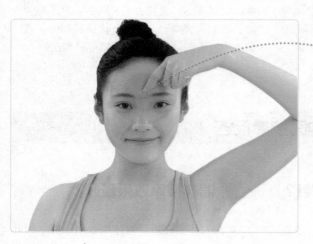

印堂穴

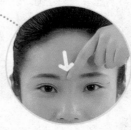

仰靠或仰卧，两眉头连线的中点。

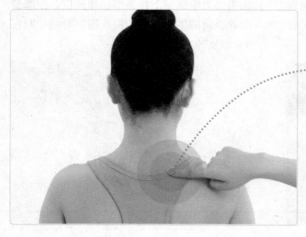

大杼穴

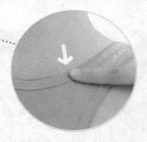

正坐或者俯卧，在背部正中督脉旁侧的膀胱经沿线上，第1胸椎棘突下面，陶道穴旁边的1.5寸处。

女性经期时不宜使用按摩疗法；久病体虚、过度劳累的患者也不宜进行按摩；一些出血病患者亦应忌用按摩降压法。

膀胱俞穴

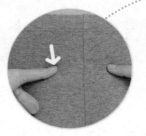
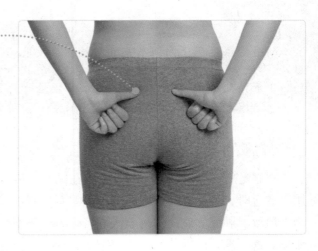

俯卧或者正坐，在背部正中督脉旁侧的膀胱经沿线上，骶正中嵴旁1.5寸，平第2骶后孔。

太阳穴

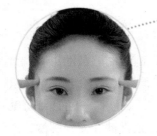
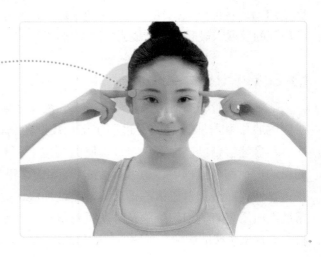

正坐或者仰卧，在前额的额骨眉弓外侧端旁边，有一可按取凹陷的部位，在凹陷正中就是该穴。

足三里穴

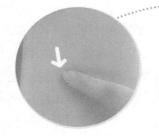
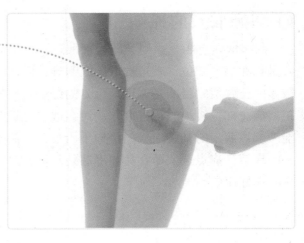

正坐屈膝，在外膝眼（也称犊鼻，即膝盖旁外侧的凹陷处）直下3寸，胫骨前嵴外1横指（中指）处。

简便易行、经济实用、效果显著

古老又安全的刮痧降压法

刮痧疗法应用于高血压病的防治，主要能够缓解患者的后脑疼痛、晕胀、耳鸣眼花、注意力不集中、四肢麻木等症状。在进行刮痧疗法治疗时，患者应保持充足的睡眠和清淡的饮食。进行刮痧疗法必须坚持两个疗程以上。

➕ 刮痧的历史与发展

刮痧是砭石疗法中的一种，一直在民间流传。据说原始人类发明火的时候，发现用火取暖时，身体被火烤到的部位很舒服；后来又发现用被烤热的石头刺激身体，能治疗风湿、肿痛等病症。接着人们将砭石烤热用来刺破身体脓肿部位，这就是刮痧的雏形。逐渐地，民间开始流传用铜钱、汤匙、玉器、纽扣等在皮肤表面相关经络部位反复刮动，直到皮下出现红色或紫色瘀斑，以此帮助治疗疾病。这种治疗手段经过历朝历代的发展，最后被总结成为中医刮痧疗法。

➕ 刮痧降压疗效显著

刮痧疗法对于高血压患者具有特殊的治疗效果。首先刮痧能够帮助患者调节身体肌肉的收缩和舒张，有效促进刮痧部位皮肤组织的血液循环，有助于活血化瘀。其次，刮痧能够帮助高血压患者调理脏腑功能，平衡体内阴阳，同时还可达到舒筋通络的目的。在刮痧过程中，患者身体的局部组织高度充血，血管神经受到刺激，血管扩张，这使得血液和淋巴液的循环流动速度加快，促使体内的废物、毒素被尽快排除，帮助高血压患者的组织细胞及时获得营养，以此净化了患者体内血液，增强了身体抵抗力，达到了缓解病情，加快康复的目的。

➕ 刮痧取穴的原则

刮痧取穴有四大原则，即局部取穴、远部取穴、对症取穴、痛点取穴。局部取穴是指在病患部位，就近选取腧穴刮痧，即在刮痧时可以取单一穴位，也可以同时取多穴位，取穴目的是调理病患处的经络，使气血通畅、阴阳平衡。远部取穴是在距离病患部位较远的位置取穴。对症取穴是针对某些具体症状的调理措施，通常只能缓解该疾病的某种症状，治标不治本，无法根治疾病、但也是刮痧治疗中必不可少的环节。痛点选穴即在具体疼病处刮痧，对扭伤、摔伤、痹证等引起的疼痛，通常有良好疗效。

刮痧降压方法与技巧

　　刮痧治疗对高血压有不错的疗效。中医学认为，高血压实为肝肾不足、虚阳亢盛所致。使用刮痧疗法刺激太溪穴、百会穴等均有降压效果。

方法	梳头法	头面刮痧法	揉压法	四肢刮痧法
适用部位	整个头、颈部	头顶、前额	耳部、眼部	腿部、上肢
治疗特点	扩张血管，缓解小动脉痉挛，调节血压，降血压。	刺激膀胱经和督脉，辅助降血压。	刺激小肠经和膀胱经，调理体内阴阳，降血压。	四肢内外各有三条阳经和三条阴经，疏理经络，降血压。
具体手法	前发际到后发际间，分别朝前、朝后各梳100下，再分别向左、向右各梳100下。	头顶两膀胱经之间，从前额向后颈刮，左右各90次；前额中间分别向左、右平刮60次。	用刮板尖揉、压听宫穴100次，再揉、压睛明穴100次。	膝盖以下的内、外两侧各刮90次；胳膊肘以下内、外两侧各刮90次。

中医刮痧Q&A

 哪些人不适合刮痧治疗？

 刮痧降血压需要注意什么？

A 如果高血压患者伴有出血倾向，如血小板减少、过敏性紫癜等，即不适合刮痧。另外，心脏病患者也不适合刮痧。老年动脉硬化、糖尿病患者在刮痧降压时，手法用力不宜太重。

A 患者在刮痧的时候，要注意避风保暖，刮完痧以后最好喝一杯热水。在空腹的时候不宜刮痧。另外，刮痧帮助患者减轻了高血压症状后，仍然需要坚持治疗。

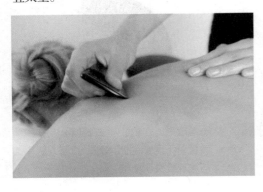

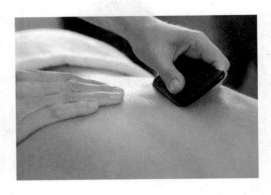

刮痧疗法常用穴位——取穴技巧

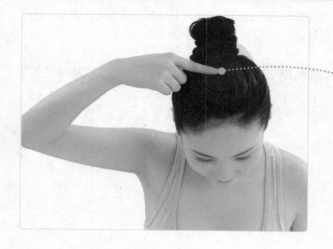

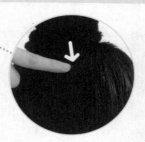

在头顶的正上方，头顶督脉的沿线，与左右两耳的耳尖之间的连线的正中点交汇处，即是该穴位。

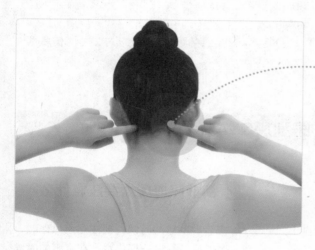

天柱穴

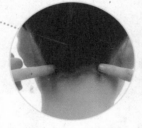

取穴的时候正坐，头稍微向前倾，在哑门（颈部第1颈椎下，后发际正中直上0.5寸处）旁开1.3寸处。

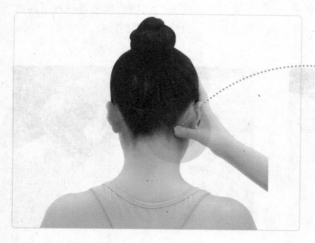

风池穴

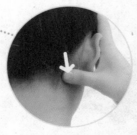

取穴时可以正坐或者俯卧，在颈项后枕骨下两侧的凹陷处，斜面方肌上部与胸锁乳突肌上端之间。

肩井穴

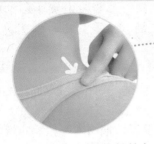

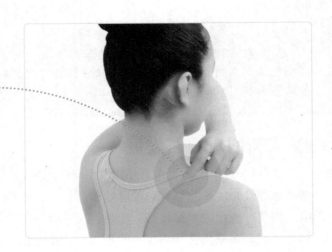

取穴时正坐，在第7颈椎棘突高点至锁骨肩峰端连线的中点处，穴位向下直对着乳头。

内庭穴

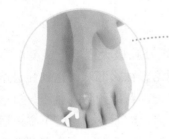

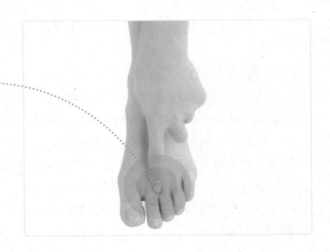

正坐屈膝，抬脚放到另一腿上，对侧手拇指放在脚背的次趾与中趾之间，脚叉缝尽处的凹陷位置即是。

人迎穴

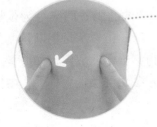

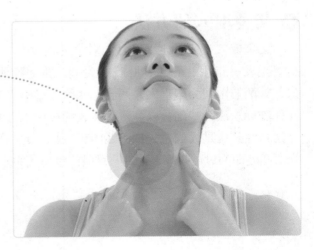

正坐仰靠，喉结旁开1.5寸，触之有动脉搏动。

温润除湿的艾灸降压法

艾灸在中医里属于较为温和的治疗手段，对患者身体主要能够起到平肝潜阳、祛痰化浊的良好作用。在治疗过程中患者需要保持舒畅的心情、充足的休息。艾灸疗法男女均可使用，亦可用于肤灸。

⊕ 艾灸的历史与发展

早在170万年前，当人类开始懂得利用火后，就逐渐发现，把树木等植物点燃后用来灸病患处，能祛除寒邪、缓解痛苦。后来，人们又在实践中发现，在所有植物材料中，用艾叶灸疗的效果最好。于是，艾叶就日渐取代了其他灸治材料。艾灸发展的最初，人们大多采用艾柱直接灸的形式，还推崇用化脓灸帮助保健和预防疾病。到了今天，不仅有艾灸盒、艾灸器、火龙罐等工具，也有了艾条灸、药条灸、隔姜灸、食盐灸、附子灸等多种灸法，使艾灸疗法得到了极大的普及和发展。

⊕ 艾灸降压疗效显著

人体正常的生命活动离不开气血的作用，气血的循环在极大程度上又受温度影响。艾灸通过对人体进行温热的刺激，帮助人体温经通络，祛除邪寒，达到促进血液循环、稳定血压的目的。艾灸不但可以治疗高血压，还能够帮助预防高血压，有很好的养生保健作用。这是因为艾灸能够使人胃气盛、阳气足、精血充，增强了高血压患者身体的抵抗力，所以有防病保健的效果。另外，艾灸还有助于高血压患者调理亚健康的身体状况，例如腰膝酸软、失眠健忘、颈肩疼痛、月经不调等，都能通过艾灸得到不同程度的改善。艾灸更有助于调理阴阳，补充身体阳气和能力。

⊕ 艾灸取穴的方法

艾灸取穴有三种主要方法：体表标志法，指寸法和经验法。体表标志法是以五官、毛发、指甲、乳头、肚脐或关节、肌肉等活动时产生的孔隙、凹陷等为依据取穴，如两眉中间为印堂穴，两乳头水平连线中点为膻中穴等；指寸法是指以骨度分寸和体表标志法为基础，以施术者本人或被施术人的手指为测量标准取穴，如拇指同身寸法；经验法是人们在长期实践中积累起来的一种取穴方法，例如直立垂手，中指指端所指处即为风市穴等，这是一种最简单易行的方法。

艾灸常用降压穴位——取穴技巧

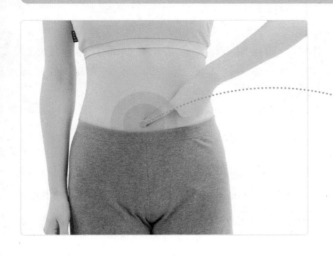

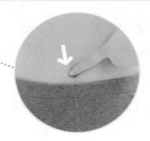

神阙穴

取穴时，取仰卧位，在肚脐中间的正中处就是该穴位。

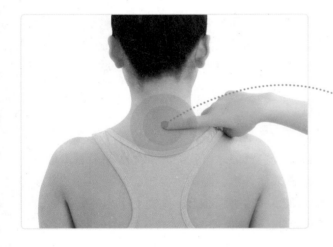

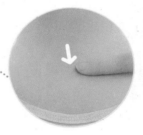

大椎穴

俯伏或正坐低头，后正中线上，颈后隆起的最高点处（头部俯仰转动时，此点可随之屈伸转动）下面的凹陷处。

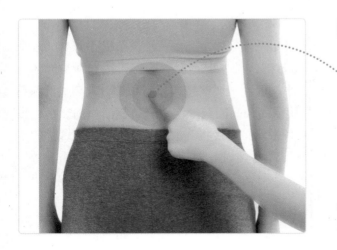

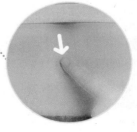

命门穴

正坐姿势，伸两手至背腰后，大指在前，四指在后。左手中指指腹所在位置的穴位即是。

搓脚心，稳血压

在家就能操作的足疗降压法

　　足部按摩，可随时随地来做，不受时间限制。按摩方法比较简单，种类较多，好学易记，疗效显著，适合自己或者家人在家来做。学习一些足部按摩法，对中老年养生保健、防治高血压及其相关疾病大有益处。

➕ 足疗的历史与发展

　　在远古时代，人们没有鞋子，所有的人都是赤脚。当时人们发现舞蹈能使身体产生热量，并且能振奋精神，解除疲劳。这也许就是足部按摩的雏形。后来，人们通过反复实践，发现规律，即形成摸脚诊病和足部按摩治病强身的基础。

　　《内经》中早就有对足疗的论述。《史记》中有上古黄帝时代名医摸脚治病的记录。5000年前，足疗被称之为"观趾法"。足疗在汉朝得到了很大的发展，汉高祖刘邦就有洗脚嗜好，《史记·高祖本纪》记载："沛公方踞床，使两女子洗足"，这是说刘邦坐着让两个女子替他洗脚，据说他在临死前最大的心愿就是再洗一次脚。当时还没有专门的足部按摩师一职，名医华佗在《华佗秘籍》中将其称为"足心道"。

➕ 按摩涌泉穴防治高血压

　　涌泉穴是人体足底穴位，为全身俞穴的最下部，是肾经的首穴。《内经》中说："肾出于涌泉，涌泉者足心也。"意思是说：肾经之气犹如源泉之水，来源于足下，涌出灌溉周身四肢各处。所以，涌泉穴在人体养生、防病、治病、保健等各个方面都很重要。中医的经络系统是运行全身气血，联络脏腑肢节，沟通上下内外的通路。通过推搓涌泉穴，可以达到对肾、肾经及全身起到整体性调节和整体性治疗的目的。

➕ 足浴疗法降血压

　　人的脚部是足三阴经的起始点，又是足三阳经的中止点，踝关节以下就有60多个穴位。如果经常用中药泡脚，也能刺激足部穴位，促进血脉运行，达到强身健体、祛除病邪、降压疗疾的目的。足浴时，水的温度一般保持在36～43℃，太高太低都不好。泡脚的水量有2种方式：一种是先用浓度较高的药液泡双脚，逐渐添加热水，直至没过脚踝部，再浸泡1～2分钟；另一种方法是直接将药液稀释到能没过脚踝部的水量，双脚放在药液中浸泡5～10分钟。泡脚后用手按摩脚心。

足疗常用降压穴位——取穴技巧

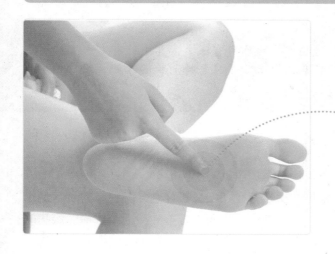

涌泉穴

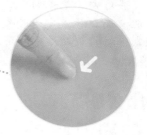

仰卧，蜷足，在脚掌心前部正中凹陷处，大约当足底前中1/3交界，第2、第3跖趾关节稍后处就是该穴。

太冲穴

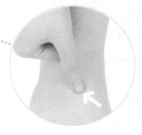

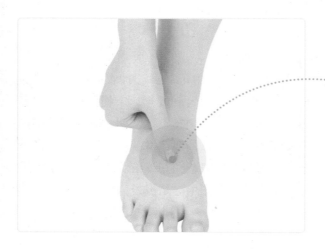

正坐垂足，在足背第1、第2跖骨之间，跖骨底结合部前方凹陷处，在姆长伸肌腱外缘处就是该穴。

太溪穴

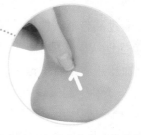

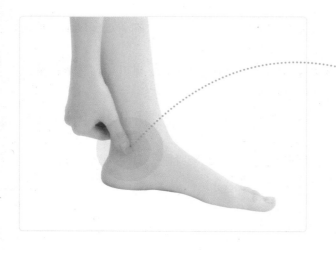

取穴时正坐或者仰卧，在内踝后缘与跟腱前缘的中间，与内踝尖平齐处就是该穴位。

简单易行、经济实惠

品出健康的茶疗降压法

饮茶自古就是我们中华民族的传统，茶的作用有很多，其中就有不少缓解疾病的功能。高血压是中老年人一种常见病，患者除了应坚持药物治疗外，经常喝茶也能起到很好的辅助治疗作用。

✚ 什么是茶疗

茶疗是指用单味的茶叶，或者在茶叶中添加适量的中药成分，通过冲泡茶饮的方式来养生保健、防病治病的方法。茶疗有狭义茶疗和广义茶疗之分。狭义的茶疗是指用单味茶叶冲泡茶饮治疗疾病的方法；广义茶疗是指用复方茶叶冲泡茶饮治疗疾病的方法。明代大医家李时珍曾经在《本草纲目》中记录道："诸药为各病之药，茶为万病之药。"由此可见，茶疗有助于人体防病治病、养生保健。

✚ 悠久的历史传承

据传说，茶疗最早始于神农氏。《神农本草经》中记载："神农尝百草，日遇七十二毒得茶而解。"这是中国关于茶疗的最早记载。公元992年，宋朝太医院组织名家编著《太平圣惠方》中记载了许多药茶的配方。公元1078年，宋朝太医局主持编写《和剂局方》，此书中也对药茶作了相关介绍。元朝时，邹铉增编著了《寿老养亲新书》一书，记载了两个专门用来防治老年病的药茶：槐茶和苍耳茶。明清时，茶疗风气盛行，药茶种类不断被充实。这个时代的石潭秋老先生更是被誉为"古方茶疗"第一人。

✚ 茶疗降压小常识

● 临睡前不要喝茶。茶叶的咖啡因和芳香物质都是一种兴奋剂，饮茶过多过浓会使神经及大脑兴奋，心跳、血流加快，久久不能入睡。

● 尿酸过高者限制饮用。尿酸过高如痛风者，饮茶应有所限制，茶叶中所含的鞣酸竞争性地从尿液排出，从而影响尿酸排泄。痛风患者不宜饮浓茶。

● 高血压患者不宜饮浓茶。若饮过多过浓的茶，由于咖啡因的兴奋作用会引发血压升高，不利于健康。

● 睡前2小时内最好不要饮茶。饮茶会使精神兴奋，影响睡眠，甚至失眠，尤其是新茶，饮用后神经极易兴奋，造成失眠。

中国六大茶类

绿茶

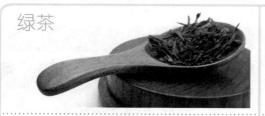

基状：此茶的叶底是以绿色为主基调，故名绿茶，泡出来的茶汤也呈黄绿色。

茶性：绿茶属于不发酵茶，其中保留了较多的鲜叶的天然物质，富含叶绿素、茶多酚、儿茶素等营养成分，但性味较寒凉。

疗效：经常饮用绿茶能够起到降低血压、预防癌症的功效。

红茶

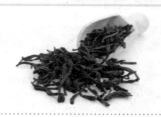

基状：无论是茶叶颜色还是茶汤色泽，都以红色为主色调。品种繁多，以祁门红茶最为著名。

茶性：红茶属于全发酵的茶类，茶多酚减少了90%以上，也产生了茶黄素、茶红素等新的营养成分，香味更明显，口味更醇厚。

疗效：促进食欲，有助于胃肠消化，能够消除水肿，并且有强化心脏功能的效用。

黑茶

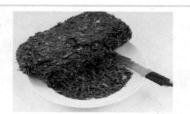

基状：黑茶的成品茶外观颜色呈黑色，故称此名。制茶的工艺一般包括了杀青、揉捻、渥堆和干燥这四道工序。

茶性：黑茶其中含有丰富的营养成分，其中维生素和矿物质这两者最为主要，黑茶对于西北地区的居民而言，有"生命之茶"的赞誉。

疗效：治疗习惯性便秘、滋养秀发、缓解疲劳。

白茶

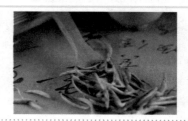

基状：与黑茶刚好相反，白茶的成品茶外观为白色，茶汤黄色清澈，又称为福鼎白茶。

茶性：白茶滋味清淡，属于轻微的发酵茶，是十分珍贵的茶品，具有独特的保健作用，药性极佳。

疗效：平肝益血、解酒醒酒、降压减脂、消炎解毒、明目健体。

黄茶

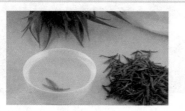

基状：黄茶一个很明显的特点即其"黄叶黄汤"，这种黄色是制茶过程中对茶叶进行闷堆渥黄的结果。

茶性：黄茶的性味与绿茶稍微相近，独特之处在于黄茶中氨基酸成分较丰富。

疗效：消除疲劳、消食化滞、提神醒脑。

乌龙茶

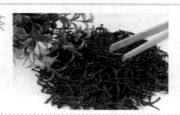

基状：茶叶外观为青褐色或深褐色，泡出的茶汤则为墨绿色，因此又被称为"青茶"。

茶性：性味温凉，茶中富含维生素、叶绿素等营养成分。与绿茶的区别就在于乌龙茶为发酵茶，绿茶为未发酵茶。

疗效：减肥健美、分解脂肪。

❤ 这些茶方可降压

菊花茶

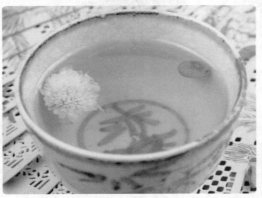

配　　方：白菊花20g

降压功效：白菊花有清热解毒、平肝明目的作用。这道茶对早期高血压伴头痛、头晕症状有良好疗效。

菊槐茶

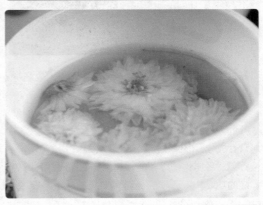

配　　方：菊花10g，槐花10g，绿茶3g

降压功效：有平肝祛风、清火降压的作用，对早期高血压引起的头痛、头晕、目赤肿痛、眼底出血、鼻出血等有独特的治疗效果。

二子茶

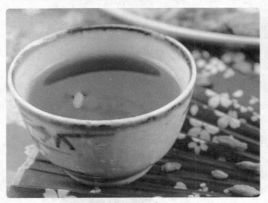

配　　方：决明子50g，枸杞子15g，冰糖50g

降压功效：有益肝滋肾、明目通便的作用，对高血压引起的头晕目眩、双目干涩、视物模糊、大便干结等有良好疗效。

枸杞决明茶

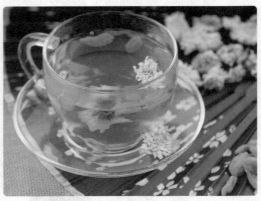

配　　方：枸杞子、决明子各10g，菊花3g，槐花6g

降压功效：有补益肝肾、平肝降压的功效，对于阴虚阳亢型高血压患者具有良好的治疗效果。

决明菊花茶

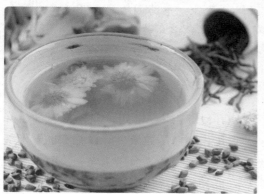

配　　方：决明子12g，菊花10g
降压功效：清热平肝，适用于肝阳上亢型高血压患者，以及高血压伴有头晕目眩、烦躁不安等症状的人。

菊花山楂茶

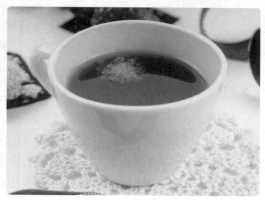

配　　方：菊花10g，茶叶10g，山楂30g，红枣5g
降压功效：有扩张血管、降脂化瘀的作用，适用于高血压及并发冠心病、高脂血症的患者饮用。

三宝茶

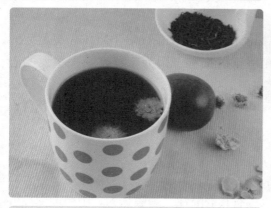

配　　方：菊花、罗汉果、普洱茶各6g
降压功效：菊花平肝降压，罗汉果清热凉血、清肠排毒；罗汉果有降血糖和减肥的作用，适合高血压、高血脂和高血糖人士。

山楂荷叶茶

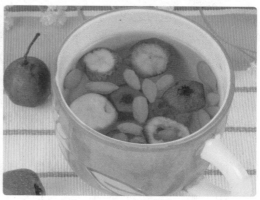

配　　方：生山楂50g，荷叶15g，枸杞10g，蜂蜜50g
降压功效：扩张血管、清热解暑，兼有减肥作用，对高血压、高脂血症、冠心病兼身体肥胖的患者尤其适宜。

以辨证为基础，强调整体治疗

历史悠久的中药降压法

中医在临床诊治的过程中强调辨证论治，不同症状的病情应予以不同的中药方子来调治，从整体着手、平衡气血、调整阴阳。另外，中药调治高血压病是多方位的，要求患者在日常饮食、休息、工作等方面都与之配合。

➕ 中药降压莫轻视

中草药是一个巨大的宝藏，许多中药都具有降压作用。例如，夏枯草有助于降压、抗炎、抗菌、利尿，对血压具有双向调节作用，降血压效果良好，并有助于延缓动脉粥样硬化的进程，尤其适用于肝火上炎、络脉瘀滞型的高血压患者；决明子除了降血压，还有利尿作用，能使人体舒张压明显降低，它的降压作用和持续时间甚至比西药利血平更好。另外，像黄芩、菊花、钩藤、天麻、葛根、山楂、天麻、罗布麻、川芎、桑寄生等中药材，也都有良好的降压作用。

➕ 中药降压的优势

中药方剂是以辨证为基础的，强调整体治疗，症状改善比较理想。如当高血压患者出现头痛、头晕、头胀、失眠、烦躁等症状时，中医认为是由于肝肾阴虚、阴虚阳亢、阳亢化风等原因所致，采用滋补肝肾、清热泻火、平肝熄风等治疗方法使血压下降，上述症状也随之改善。

治疗高血压，降压是一个很重要的目标，但是不能仅仅局限于降压，更重要的是在降压的同时，要预防心、脑、肾等靶器官的损害。因为靶器官受损引发的心衰、肾衰等往往比高血压本身更为可怕。中药治疗高血压，通常从患者的具体病症出发，采用辨证论治的方法，调整体内环境，改善血管内皮功能，使心、脑、肾、血管得到保护。

➕ 中西医结合，减轻副作用

中、西医治疗高血压虽然各有优势，也各有其局限性。一般认为，中药近期疗效较低，而西药近期疗效较高，但毒、副作用较大。临床实验证明，中西药结合使用疗效优于单用西药或单用中药。这样西药既可发挥近期疗效高的长处，又由于用量相应减少而减轻其毒、副作用。中药的降压作用可提高近期疗效，又具有远期降压作用。故中西药合用治疗高血压，具有见效快、疗效高、副作用少的优点。

中药降压，因人而异

　　虽然很多中药有降压作用，但并非每种中药都适用于所有高血压患者。服用中药降血压也要因人而异。因为中药疗疾有一套专门的理论体系，用哪种药必须根据人的体质、病情和中医理论决定。中药讲究辨证论治，对什么样的体质用什么样的药都有规定。每种中药的药性都有区别，例如寒凉、温热等。人的体质也有寒凉和温热之分。热性体质可以服用寒凉的中药，寒凉体质却不宜服用寒凉的中药，否则只会起反作用。所以，使用哪种中药降压，只有经过中医大夫的辨证诊治才能决定。

肝阳上亢型

具体治疗

　　血压升高兼见眩晕，伴头目胀痛、面红耳赤、烦躁易怒、舌红苔黄、脉弦数。宜用平肝潜阳、滋养肝肾之法。方用天麻钩藤饮，该方具有镇静、镇痛和降血压作用。

关键药材

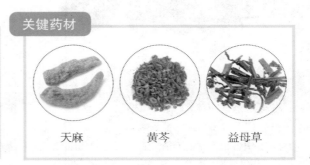

天麻　　　　黄芩　　　　益母草

肝肾阴虚型

具体治疗

　　血压升高兼见眩晕，伴头痛耳鸣、腰膝酸软、舌红少苔、脉细数宜用滋补肝肾、养阴填精法。方用杞菊地黄丸，该方具有降低血管外周阻力，调节血脂和抗动脉硬化的功效，适用于肾性高血压患者。

关键药材

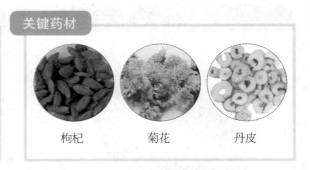

枸杞　　　　菊花　　　　丹皮

淤血阻滞型

具体治疗

　　血压升高兼见头晕头痛如刺、痛有定处、胸闷心悸、舌质紫暗、脉细涩。宜活血化瘀、理气止痛。方用血府逐淤汤。该证型多见于老年高血压病患者，多伴动脉粥样硬化和心、脑血管疾病。

关键药材

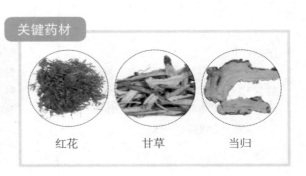

红花　　　　甘草　　　　当归

❤ 这些中药可降压

野菊花

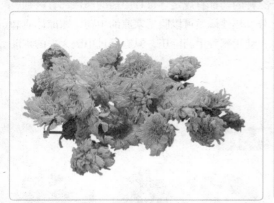

主要产地：吉林、四川、云南。

有效成分：亚油酸、熊果酸。

降压功效：野菊花有清热解毒，疏风平肝的功效，可辅助治疗高血压病，并对高血压引起的风火赤眼、头痛眩晕等有明显改善的作用。

石决明

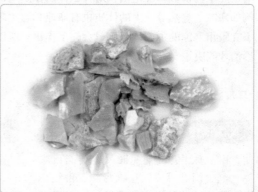

主要产地：福建、广东、海南。

有效成分：氨基酸、镁、铁。

降压功效：石决明具有平肝清热、明目去翳、镇静安神的功效，有助于血压的稳定，并能提高免疫力，抗流行性感冒病毒。

天麻

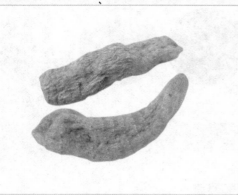

主要产地：云南、四川、贵州。

有效成分：多糖、维生素A、天麻甙。

降压功效：天麻是一种名贵的中药，具有息风止痉、平肝潜阳、祛风通络的作用，能增加脑血流量，帮助降低血压。

葛根

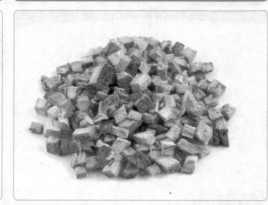

主要产地：辽宁、河北、湖南。

有效成分：黄酮类化合物、大豆素、葛根素。

降压功效：葛根中的黄酮类化合物、葛根素等物质能增加大脑及冠状动脉的血流量，改善血液循环，对高血压、糖尿病、高脂血症都有辅助调理作用。

阳为气，阴为味……阴味出下窍，阳气出上窍。味厚者为阴，薄为阴之阳。气厚者为阳，薄为阳之阴。味厚则泄，薄则通。气薄则发泄，厚则发热。——《神农本草经》

罗布麻

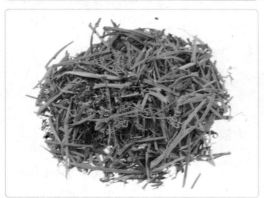

主要产地：吉林、辽宁、山东、安徽。

有效成分：氨基酸、黄酮类物质。

降压功效：罗布麻有清热平肝，利水消肿的功效，对高血压以及高血压引起的眩晕、头痛、心悸、失眠等症都有治疗和辅助调理作用。

桑寄生

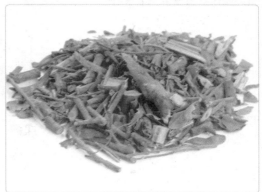

主要产地：福建、台湾、广东、广西。

有效成分：黄酮类物质。

降压功效：桑寄生具有补肝肾、强筋骨、祛风湿等功效，并有降血压和利尿的作用，有助于扩张血管，防治动脉硬化。

夏枯草

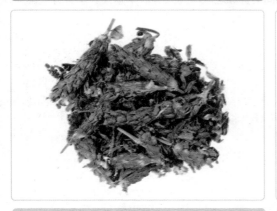

主要产地：江苏、安徽、浙江、河南。

有效成分：蛋白质、胡萝卜素、维生素。

降压功效：夏枯草具有清泄肝火、散结消肿、清热解毒、凉血止血等功效，有助于扩张血管，降血压。

黄芩

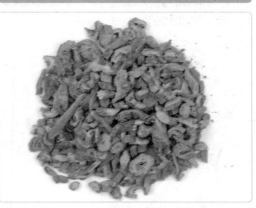

主要产地：山东、陕西、山西、甘肃。

有效成分：黄酮类化合物。

降压功效：黄芩具有清热燥湿、泻火解毒、降血压等功效，其所含的黄酮类化合物等有助于扩张血管，降胆固醇和甘油三酯，防治动脉粥样硬化。

煎煮中药须知道

煎服中药的用具有许多，其中以砂锅为最佳。砂锅的材质最为稳定，不会与药物成分发生化学反应，从而产生不利于人体的物质。

一般情况煎煮半小时至40分钟即可，矿物类药物需先打碎再煎煮。

煎服药时使用自来水是正确的做法，使用矿泉水来煎煮中药，反而会降低中药的药效。

用具

用水

时间

次数

火候

一般情况下只需要煎两次，第一次为"头汁"，第二次为"二汁"。饮用时将"头汁"与"二汁"相混，再分两次服用。

煎煮中药前，应先将中药放置冷水中浸泡20分钟，然后再用大火将其煮沸，转至文火煎熬。如遇特殊情况则应根据药物不同而随之调整火候。

药材选择须顺时

"四时用药要先顺应时令，不能杀伐天地间的祥和之气"（《神农本草经》），升、降、浮、沉，服用中药要顺应这个规律。

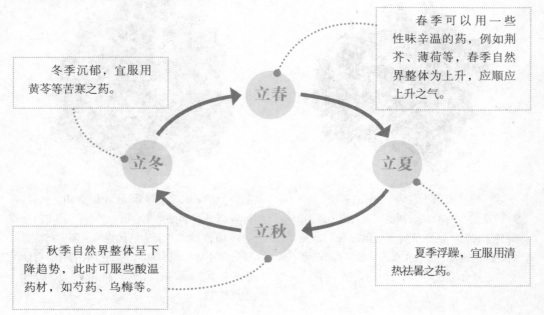

春季可以用一些性味辛温的药，例如荆芥、薄荷等，春季自然界整体为上升，应顺应上升之气。

冬季沉郁，宜服用黄芩等苦寒之药。

立春

立冬

立夏

立秋

秋季自然界整体呈下降趋势，此时可服些酸温药材，如芍药、乌梅等。

夏季浮躁，宜服用清热祛暑之药。

Part 6

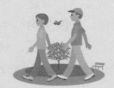 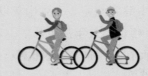

高血压的四季养生计划

　　高血压是一种难以治愈的疾病，患者往往需要长期治疗、长期服药，同时还需要遵循疾病"三分治，七分养"的原则，在日常生活中进行合理的自我保养。在一年的春、夏、秋、冬四季中，自然气候的变化都不一样。在不同的环境里，高血压患者也需要有不同的养生计划，并适时进行调整。

开启健康优质新生活

据统计，我国高血压患者已达2亿人，这个数字至今仍在增长中。预防高血压，帮助患者控制疾病，提高生活质量，已刻不容缓。

➕ 让自己快乐起来

常言道：病由心生。高血压也一样，和人的精神状态有极大的关系。无论是精神上的压力还是肉体上的压力均能导致血压升高。心理平衡是减少精神应激反应的一服良药。心理平衡的人，就等于掌握了调节健康的钥匙，掌握了生命的主动权。譬如一个人身体不胖、血压不高，但是心理不平衡，情绪很恶劣，经常发怒、着急，那么，这个人很容易发生健康问题。人到中年以后将逐渐发生动脉硬化，一般平均每年管腔狭窄1%～3%，几年、十几年甚至几十年才会堵塞，可是，暴怒、着急、生气，冠状动脉可以因为痉挛而在1分钟内完全闭塞。平时需几十年才形成的管腔堵塞，这1分钟痉挛完全堵塞了，就可能导致心搏骤停、导致猝死。

➕ 均衡营养，关注健康

《素问·脏气法时论》提出"毒药攻邪，五谷为养，五果为助，五畜为益，五菜为充，气味合而服之，以补益精气"的饮食调养原则。《素问·经脉别论》提到"食气入胃，散精于肝，淫气于筋。食气入胃，浊气归心，淫精于脉；脉气流经，经气归于肺；肺朝百脉，输精于皮毛；毛脉合精，行气于腑；腑精神明，留于四脏，气归于权衡；权衡以平，气口成寸，以决死生"，"饮入于胃，游溢精气，上输于脾；脾气散精，上归于肺，通调水道，下输膀胱；水精四布，五经并行，合于四时五脏阴阳，揆度以为常也"。可见我们的祖先在2500年前就已对饮食的保健作用有了深刻的理解。

➕ 睡眠的重要意义

有研究显示：人不吃饭，可以活20天；不喝水，可以活7天；不睡眠，只能活5天。睡眠是大脑的一种自我保护措施，没有睡眠，大脑细胞就会在疲惫中衰亡，呼吸、心跳就会突然停止。

晚上睡得好，一方面养精蓄锐，保证第二天有精神；一方面温故知新，使记忆力不断得到强化。大凡夜里睡得香的人，早晨起床后对前一天的事情能记忆犹新；夜里睡不好的人，回忆起前一天发生的事就模模糊糊。

✚ 你需要减肥吗

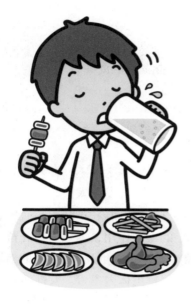

体重超过标准体重20%
- 腰围和臀围的比例超过标准数字。
- 稍微活动便心跳加速、气喘吁吁。
- 经常暴饮暴食，已经吃饱了但仍然继续进食。
- 运动次数过少，一个月也不运动一次。

对于肥胖型高血压患者来说，减肥是头等大事。据研究，体重每下降10kg，收缩压就可以降低5～20mmHg。另外，在高血压患者中，胖人更容易并发心血管疾病。减肥能使收缩压和舒张压降至正常水平，并有助于增加人体脂肪消耗，使血管反应性正常化，心脏交感神经兴奋性降低，减少并发心血管疾病的危险性。节制饮食，适当运动，都有助于减轻体重。

✚ 少盐少烟酒，多吃蔬菜和水果

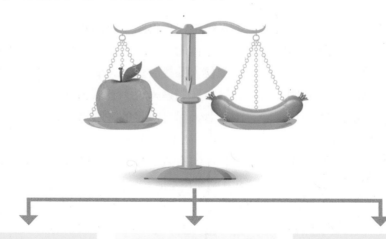

有一个有趣的现象：如果多吃蔬菜水果、少吃脂肪类食物，人体收缩压可以下降8～14mmHg；如果每天摄入的食盐能够少于6g，收缩压也将下降2～8mmHg。

在摄入等量食物的情况下，少食多餐更有益于人体代谢，能防止食物中释放出来的脂肪酸在体内大量堆积。因为体内脂肪酸积聚会引起血管变窄，诱发高血压，所以，少食多餐有助于减少高血压的发病率。

高血压患者宜戒烟酒。因为香烟中的尼古丁会引起血管收缩，使血压上升。而大量饮酒容易引起人体和神经的高度兴奋性，促使血压快速上升，并且很容易诱发冠心病。

春季保健法：警惕"春困"睡好觉

　　每年春季都是高血压的高发期。因为这个季节气温多变，暖湿交加，患者的血管容易收缩，从而引起血压上升，同时还很容易诱发脑出血、中风等。

➕ 养肝护肾多排毒

　　春季，万物生发，春季养生宜养阳防风。因为在五行中，春季属木；在人体五脏中，肝脏也属木，所以在春天肝气旺盛而升发。但是如果肝气升发得太快，或者肝气郁结的话，都很容易损伤肝脏。所以，高血压患者在春季更宜养肝、护肝。高血压患者需要长期服用降压药，而很多降压药对肝肾都有一定的毒副作用，容易伤害肝肾。具体来说，高血压患者尽量饮食清淡，多吃瓜果蔬菜和富含膳食纤维及维生素C的新鲜水果，多喝水，少吃油炸和咸辣食物，帮助人体清肠胃，排出体内毒素。女性还可以用红小豆熬粥、煲汤，也有祛湿养血，滋养肝肾的作用。

➕ 谨防"春困"来捣乱

　　春季很多人都会感觉疲倦，提不起精神，总有睡不醒的感觉。这是因为春季天气变暖，人体的新陈代谢逐渐旺盛起来，人体的耗氧量也在不断增加，于是大脑的供氧量就显得有些不足。再加上气温变暖会使大脑暂时受到抑制，自然就会感到春困。高血压患者的春困症状尤其明显。对于高血压患者来说，春困不利于稳定和控制血压，所以应该谨防春困，并积极消除春困。每天保证充足的睡眠，早睡早起，帮助身体升发阳气，强身健体。室内经常开窗通风，注意保持室内的空气流通也有助于消除春困。条件允许的话，每天午睡半小时也能够有效缓解春困。睡眠充足了，春困的现象消除了，才有利于控制血压，预防脑中风等并发症。

➕ 运用中医理论，睡个好觉

　　中医认为，一天之中有两个时段是最重要的睡眠时段，即子时和午时。子时是晚上11点到次日1点，午时是中午11点到13点。中医关于睡子午觉的观点，在现代医学中也得到了论证。研究发现，如果这两个时辰休息得很好，人就会精力充沛。另外，人体组织器官损伤的修复主要是在睡眠时进行的。当人们受伤、生病、做手术的时候，医生都会让他们多休息。

✚ 排毒功能强大的六大蔬果

草莓

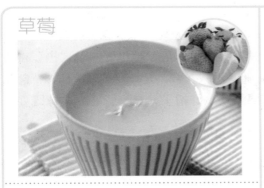

　　热量不高但富含维生素，是最适合春季食用的清洁肠胃的水果之一。草莓还有强固肝脏的效果，味道酸酸甜甜，入菜、生食、榨汁均适宜。

樱桃

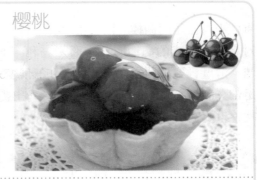

　　樱桃是非常有药用价值的水果，对于肾脏来说排毒功效显著。有轻微便秘症状的患者，常食樱桃还有温和通便的效果。

葡萄

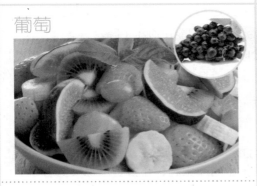

　　葡萄是女性美容的佳品。深紫色葡萄还具有良好的排毒效果，能够帮助清除肝、胃、肠内堆积的垃圾。

苹果

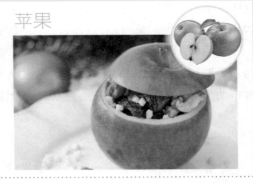

　　这种最为常见、一年四季都买得到的水果，是肥胖型患者减肥瘦身的首选，热量低、糖分少，含有丰富的膳食纤维。

洋葱

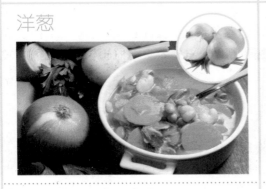

　　洋葱含有的硫物质对于肝脏排毒非常有利，烹饪蔬菜汤时放入些洋葱，能够分解肠道内堆积的顽固毒素。

莲藕

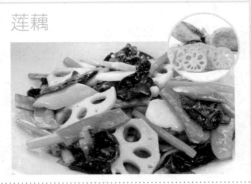

　　莲藕有很好的利尿作用，排毒的功效明显，可自动帮助身体排出多余的废物和毒素。

✛ 做好"春捂"利血压

春天警惕"倒春寒",所以民间有"春捂"的说法。对于高血压患者来说,春捂有益于对血压的调控。因为如果春季过早减衣,捂得不及时,感冒就可能找上门来,对高血压患者的病情有百害而无一利。不过患者在"春捂"时也要注意"捂"得恰当、适度,要根据个人身体情况和气候变化随时添减衣服,尤其要护好头部、背部和足部。在春季的一段时间里,患者外出需要注意戴好帽子,穿好背心。鞋袜既要保暖,也要宽松。

✛ 春季,一起去晒太阳吧!

平时没事时到户外晒晒太阳,不但可以让心情变好,对于高血压患者来说,还是一项既不花钱,又简便易行的治病方法呢。有医学专家做过测试,他们让一些高血压患者在户外晒10分钟的太阳,结果发现他们的血压平均下降了6mmHg。这是由于太阳光中的紫外线照射可使机体产生一种营养素——维生素D_3,而维生素D_3与钙相互发生作用,就能控制动脉血压,所以在适当的时候多晒太阳能使血压下降。

常晒太阳的人也许都有这样的感觉,太阳晒晒后背,会觉得肚子很舒服。这是因为晒后背可以驱除脾胃中的寒气,改善人体消化功能。如果这个时候再揉揉腹部,同时扭动腰部,就能够防止腹部受凉,使身体更健康。

✛ 合理用药防感冒

春季血压容易波动,一些高血压患者除了服用降压药,还擅自增加某些有疏通血管功效的药物,以为这样能疏通血管,防止血压升高,但结果适得其反,血压不仅没得到控制,反而波动更大。还有的患者见春季气温升高,就擅自减少降压药的分量,甚至停止服药,结果给疾病治疗带来困难,情况严重者还可能危及生命。患者必须在医生帮助下,选择一些对血压有双向调节功能的复方中药进行调理。另外,春季易感冒,有的感冒药会使心跳加快,血压升高,患者在此时一要注意预防感冒,二不要随便服感冒药。一旦感冒要及时就诊,并在医生帮助下选择不会对血压构成威胁的、较为安全的感冒药。

✛ 采取正确的饮食疗法

治疗高血压病,除了使用降压药物以外,饮食治疗也是十分重要的。原因有二,第一,中国人的饮食习惯是食盐的摄入多,这会加重高血压的危害;第二,高血压患者营养过剩易出现心肌梗死,营养不足易出现脑卒中。营养均衡比较难做到。高血压患者必须养成正确的饮食习惯,同时摒弃不正确的调治方法,选择正确的养生和治疗方法。

✚ "春捂"有益于对血压的调控

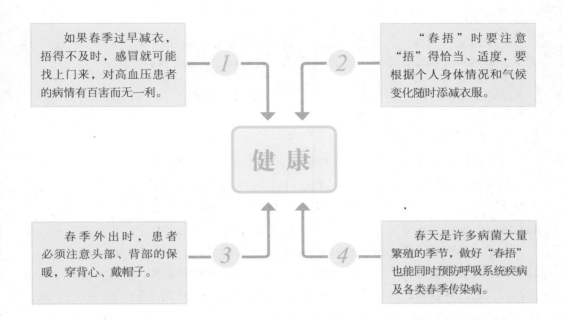

如果春季过早减衣，捂得不及时，感冒就可能找上门来，对高血压患者的病情有百害而无一利。

1

2

"春捂"时要注意"捂"得恰当、适度，要根据个人身体情况和气候变化随时添减衣服。

健康

春季外出时，患者必须注意头部、背部的保暖，穿背心、戴帽子。

3

4

春天是许多病菌大量繁殖的季节，做好"春捂"也能同时预防呼吸系统疾病及各类春季传染病。

✚ 春季是运动好时节

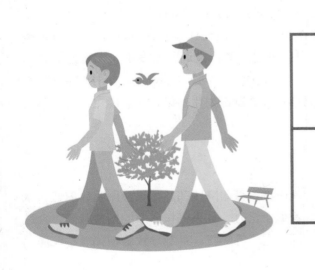

春季属于疾病多发季节，适量的户外运动可以提升心肺功能，增强身体素质。

呼吸新鲜空气，能够增强大脑对心脏血管功能的调节能力，改善心脑的氧气供应。

老年高血压患者在春季时可以进行放风筝、郊游踏青、钓鱼、赏花、快走散步、打太极拳等运动。

多喝水、谨服药

夏季保健法：大量补水是关键

夏季高温，血压容易骤降，同时炎热的天气也容易使睡眠质量下降，自主神经紊乱，引起血管收缩，导致夜间血压升高，引发缺血性或出血性中风等。

⊕ 夏季降压莫大意

夏季高温，容易出汗，人体血管舒张，往往会引起血压骤然下降。夏季时一般高血压患者的血压数值平均能降低8~12mmHg。一些患者误以为血压真的降下来了，喜不胜喜，便擅自停止服药和治疗，结果出现意外。另外需要注意的是，由于天热多汗的原因，血液中的水分减少，血液会变得黏稠，血液流动的速度会放慢，在这种情况下，血压一旦骤然下降，很容易引起缺血性中风。此外，一到夏季，由于高温原因，很多人的睡眠质量都会下降，睡眠不足，容易造成自主神经紊乱，迷走神经处于兴奋状态，引起血管收缩，血压升高。人在睡眠中又不易察觉，很可能引起出血性中风。高血压患者在夏季血压降低时，更需要坚持服药，坚持治疗，不能麻痹大意。

⊕ 外出活动须防暑

夏季气温高低变化，人体血压也处于波动中，这就要求高血压患者必须做好降温防暑的准备。降温防暑有很多办法，像使用空调、游泳、吹风扇等。游泳是一种浴水散热的方式。患者在游泳时能消耗体内过多的热量和过剩的营养，减少脂肪积存，帮助降血脂和降血糖，起到强身健体的作用，还能够降温防暑，一举两得。夏季很多场所中都有空调。高血压患者在使用空调时要注意：空调的温度不宜调得过低，以27~28℃为宜，室内和室外的温差最好不要超过8℃，同时还要避免直接对着空调机吹冷风。如果患者不注意这些，就很容易感冒，使肺部发生感染，还可能令血管调节功能紊乱，引发心脑血管疾病。

⊕ 夏季用药有讲究

夏季，只要血压不过度下降，患者就应按剂量服降压药。如果血压明显偏低，就要适当减少降压药的剂量。血压偏低或看似正常时，如果仍按冬季的剂量服药，会过度降低血压，引起头晕、脑供血不足、浑身无力等症状，甚至导致脑梗死或心绞痛。有的患者一见血压降下来了，立即停药，当血压反弹升高，又马上服药，结果血压剧烈波动，不仅影响治疗，还容易引起心、脑、肾并发症。

✚ 夏季降压莫大意

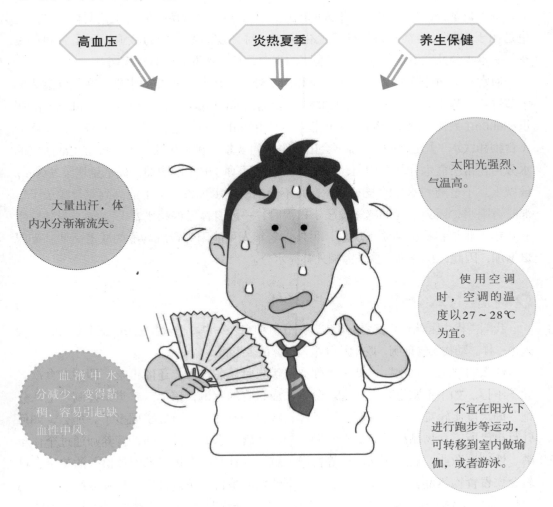

高血压

大量出汗，体内水分渐渐流失。

血液中水分减少，变得黏稠，容易引起缺血性中风。

炎热夏季

养生保健

太阳光强烈、气温高。

使用空调时，空调的温度以27～28℃为宜。

不宜在阳光下进行跑步等运动，可转移到室内做瑜伽，或者游泳。

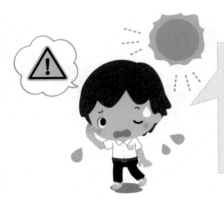

中暑时，人会明显地感受到情绪烦躁不安、身体发热；头脑发晕、疼痛；皮肤有灼热感，并且感到恶心、呕吐、胸闷气短，严重者甚至还会发生突然昏厥、痉挛等情况。发现中暑后不要慌乱，应立即到阴凉处或有空调的室内，并且对身体进行物理降温，可把冰块含在嘴里、把冰袋敷于额头处及个别特殊灼热的皮肤表面。

✚ 清淡饮食多喝水

每当夏季来临的时候，老年人的脑血管疾病和心血管疾病的发生也明显增加。这也是由于老年人器官的机能处于退化状态，对环境的适应能力减退，到了炎热的夏季，一旦水分补充不足，就会出现脱水的现象，从而诱发心脑血管疾病。

通常我们每个人每天水分的入量和出量处在一个基本平衡的水平。在气候宜人的季节过着平静生活的人，一天正常的失水量为2500mL左右，其中至少1500mL从基础尿量和600mL大便排除，呼吸和皮肤蒸发水分400mL左右。也就是说，人每天补充水分（食物和饮水）超过2500mL就不会出现脱水的现象。在炎热的夏季，日常生活所需的水分与正常所需水分基本相同，但是外出大量活动时出汗量增加，失水量增至3000mL或以上。不过随着水分的及时补充，并不会出现脱水现象。但不能等到觉得嗓子干口渴时再喝水，因为当我们感觉嗓子干口渴时，一般身体已经缺水2%以上了，身体缺水的老年人非常容易出现脱水现象。另外，老年人可能因为肾脏功能的减退而使基础尿量增加，因此，在炎热的夏季需额外补充水分。

✚ 吃饭七八分饱是最好的习惯

我国古代中医就有"若要小儿安，三分饥和寒"一说。小孩要平安，三分饥和寒，大人也一样。动物实验证明，吃七八分饱，身体最少患病。

什么叫"七八分饱"，就是当你离开饭桌时还想吃饭，还能再吃。即还有食欲，肚子不撑。如果不知道自己"七八分饱"应该吃的食量，单单以感觉来控制"七八分饱"的尺度比较难。学会计算自己所需食物品种及数量，就好掌握多了。那么，如何计算自己所需食物品种及数量呢？简单的办法就是求助于营养师，营养师通过个体年龄、性别、职业、业余活动习惯等情况，就可以计算出个体每餐应该摄入的热量，再教会您看食物热量表。学习几天，您就会比较清楚自己所需食物品种及数量了，就明白自己"七八分饱"的尺度了。养成吃"七八分饱"的习惯关键是要明白其中的道理，思想通了，才能有意志控制自己的贪吃行为。

✚ 夏季刮痧保健穴位推荐

中暑　夏季时人如果在烈日下或其他高温环境中劳作，长时间则伤气，暑热之邪便侵入人体，导致身体不适。刮痧主要是有醒脑开窍的作用。

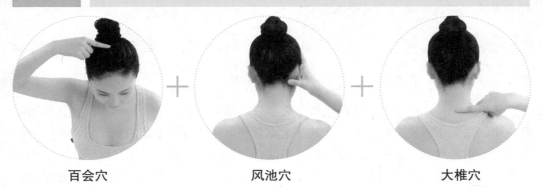

百会穴　＋　风池穴　＋　大椎穴

恶心呕吐　夏季人们常食寒凉的食物，容易导致脾胃虚弱，脾不升清，胃不降浊，就会造成恶心、呕吐的症状。

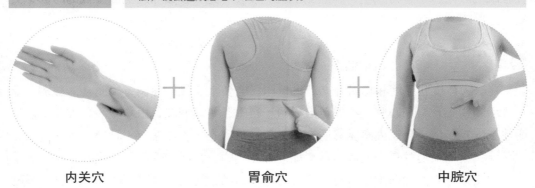

内关穴　＋　胃俞穴　＋　中脘穴

急性肠炎　夏季温度高，食物容易腐烂变质，坏掉的食物吃进肚子之后很容易引起急性肠炎，使用刮痧来轻柔缓解身体的不适症状。

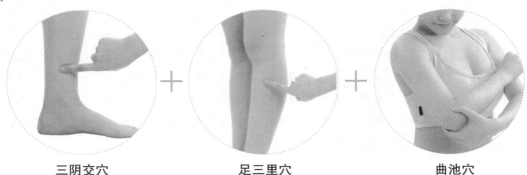

三阴交穴　＋　足三里穴　＋　曲池穴

保持和平的心态，减轻心理压力

秋季保健法：缓解"秋乏"益血压

进入秋季之后暑气未散，因此昼夜温差变大。高血压患者应在医生指导下，及时调整降压用药，将血压控制在合理的水平上。

➕ 夏秋更迭重保健，远离"冷刺激"

从夏入秋，冷热交替，早晚逐渐凉爽，昼夜温差增大，一冷一热，很容易引起血管痉挛，使血压出现大幅波动。尤其是室温急剧下降，会使患者的血管急剧收缩，很容易引发脑血管破裂出血、脑栓塞等。所以在初秋时节，往往也是高血压、冠心病、心肌梗死、中风等疾病的高发期。当天气转凉时，高血压患者一定要提前做好保健工作，定期复诊，并注意防寒保暖，尽量少吃生冷食物，不喝冷饮，不用凉水洗澡、洗脚，避免受到"冷刺激"。在夏季时，很多人喜欢开空调睡觉，但是一旦到了立秋，在睡眠的时候就不宜再开空调，以免受凉气侵袭。尤其在夜间睡觉温度低的时候，更要注意保暖。

➕ 缓解"秋乏"益血压

夏季人体皮肤温度和体温升高，大量出汗会使水盐代谢失调，胃肠功能减弱，令神经活动紧张，增加心脏系统的负担。到了秋季，气候变凉，出汗减少，人体水盐代谢逐渐恢复正常，会让人感觉舒适，并进入松弛状态，人体便有一种疲乏感。所以，"秋乏"实际上是对夏季人体超常消耗进行补偿的一种保护性反应，也是人体在秋季逐渐恢复体能的一种保护性措施。适量的体育运动，充足的睡眠，清淡的饮食，多吃富含维生素的蔬菜和水果，吃些干果、豆类、海产品等高钾食物，适量进食含有咖啡因的食物，如清淡绿茶、巧克力等，都有助于缓解"秋乏"症状，帮助高血压患者更好地控制血压。

➕ 一日三餐维持基本代谢

"全营养辨证施膳学"理论认为，一日三餐是成年人在社会劳动过程中维持体内各种营养素的最少进餐次数，也就是说一日三餐是养生最简单的饮食方式。《养生避忌》上总结说："善养生者，先饥而食，食勿令饱；先渴而饮，饮勿令过。食欲数而少，不欲顿而多。"儿童、青少年、妊娠中后期等人群，由于代谢速度快，要相应采取一日四餐或一日五餐的饮食方式进行饮食养生。

➕ 冷热交替要注意

夏季	冷热交替	秋季

↓

气温较高、人体血管舒张。

↓

水分蒸发使得血液变得黏稠。

↓

昼夜温差大、一冷一热、血管易痉挛。

↓

引发脑血管破裂出血，季节交替时是高血压、心肌梗死、中风等病的高发期。

↓

气温渐凉、体内血管收缩。

↓

小动脉管壁会增厚，血管受到的阻力增大，血压升高。

↓

注意防寒保暖，少吃生冷食物，避免受到"冷刺激"。立秋之后，睡眠时不宜再开空调，以免受凉气侵袭。

➕ 缓解"秋乏"三大方法

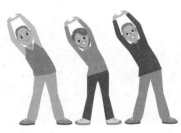

◀ 伸懒腰可以让紧张的肌肉得到放松，身心也会更加舒畅。这是因为伸懒腰时，胸腔器官会对心脏、肺部等产生挤压，帮助心脏运动，从而能够把氧更多地输送到身体各个部位。

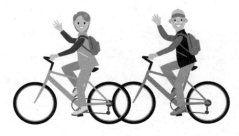

▲ 在秋季可以多多选择户外运动。户外充足的阳光能够帮助抑制黑色素的分泌，温柔的阳光还能够使人心情变得开阔舒朗，显得更有精神。

▶ 秋季时最忌暴饮暴食，要节制食欲，同时秋季最好少吃辛辣油腻的食物，可以通过补充蛋白质来缓解秋乏症状，鸡蛋和牛奶是不错的选择。

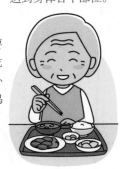

➕ 秋凉谨防脑卒中

脑卒中包括出血性脑卒中（脑出血）和缺血性脑卒中（脑梗死、脑血栓），发病原因主要与血压的骤然波动有关。秋季时高血压患者很容易发生脑卒中。因为在外界气温下降时，人体为了保持体温恒定，减少散热，毛细血管会自动收缩，使得外周血管阻力增加，引起血压升高；其次，秋季天冷，人的食欲增强，容易过量摄入碳水化合物、脂肪类食物，这类食物又会促使人体摄入和保留水分，再加上天冷出汗少，使得血容量增加，从而导致血压上升。天冷散热快，为了保持体温，人体交感神经兴奋，此时血压也会上升。如果患者再感到紧张、焦虑和急躁，就更加容易引起脑卒中等意外。在秋季时高血压患者更需要保持血压平稳，防止血压大幅波动。

➕ 秋季用药有学问

秋季，天气转凉，血管收缩，血压会升高，患者因此容易出现胸闷、眩晕、面部麻木等症状。一旦感觉到任何不适，都要及时前往医院就诊。与此同时，还要坚持自测血压，根据血压数值和表现症状及时调整用药和药物剂量。患者可以选择一些含有红景天、茶多酚等中药成分的降压药，加强对心脑血管的养护。秋季早晚温差大，早晨温度低，有的患者会感到头晕。遇到这种情况也要及时就医，因为引起头晕的原因很多，高血压只是其中之一。如果医生诊断头晕与血压高有关，就会根据具体情况，帮助患者调整服药时间，控制血压不会在早晨升得过高。在夏秋、秋冬换季时，患者最好不要随意停服阿司匹林等有助于改善心脑血管功能的药。

◯ 爱心提示

七种秋果要少食

秋季时许多水果上市，高血压患者选择性地吃一些既能健身，又能防病的水果，有助于调理血压。但是，水果并非吃得越多越好，有些水果吃多了也会影响健康。例如，石榴有助于调节高血压、动脉硬化，但吃多了容易损伤牙齿；葡萄吃太多易伤脾，脾胃虚寒的高血压患者不宜多吃；柑橘有平稳血压的作用，但吃多了容易上火，引起口腔溃疡；大枣是高血压患者的食疗佳品，但吃多了容易引起消化不良。其他不宜多食的水果还有苹果、梨、柿子等。

✚ 秋季保健食疗经典名方

高血压的食疗主要应该遵循几大原则：少油少盐、适量补钾、限戒烟酒。对于那些处于高血压病发早期或病情较轻微的患者来说，只是单纯地限制食盐摄入便能使血压恢复正常水平。另一方面，钾元素在体内也有对抗钠元素的作用。

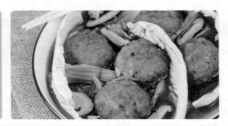

白菜烧豆腐

材料：大白菜、豆腐、大葱、食盐。
功效：通肠利胃、除烦止燥。

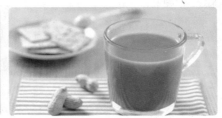

黑米花生豆浆

材料：黑米、花生、黄豆。
功效：缓解疲劳、促进消化。

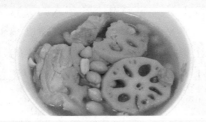

莲藕排骨汤

材料：莲藕、排骨、红枣。
功效：益血生肌、减肥降压。

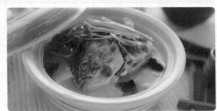

鱼头豆腐汤

材料：鲢鱼头、豆腐。
功效：滋阴润燥、补肺益气。

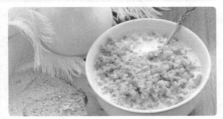

牛奶薏米粥

材料：薏米、牛奶、水。
功效：调和五脏、排毒祛湿。

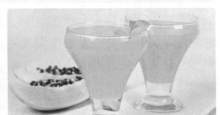

酸甜木瓜汁

材料：菠萝、木瓜、蜂蜜。
功效：消食止泻、固养元气。

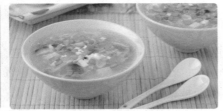

丝瓜炖豆腐

材料：丝瓜、豆腐、大葱、盐。
功效：祛风化痰、通络止痛。

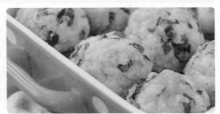

鸡肉菠菜丸子

材料：鸡胸肉、菠菜、面粉。
功效：温中益气、延缓衰老。

冬季保健法：注意保暖防中风

冬季时高血压患者的病情容易反复，如果不及时控制并稳定血压，容易引起心脑血管硬化，诱发心脑血管病变，威胁生命健康。

➕ 冬季要防血压失控

血压的升高是遗传基因与外界环境因素相互作用而导致的。外界环境会导致人体发生一系列的神经、体液方面的适应性改变。季节会影响血压的变动，老年人更是如此，一般冬季血压要比夏季高12（收缩压）/6(舒张压)mmHg。有证据表明，气温每降低1℃，收缩压升高1.3mmHg,舒张压升高0.6mmHg。冬季温度下降，人的皮肤受到寒冷的刺激，使交感神经兴奋，人体内的肾上腺素水平升高，体表血管收缩以减少热量的散发，同时肾上腺素又能使心率加快，心排出量增加，这样就会导致血压的升高。有些高血压患者常会因寒冷刺激导致血压急剧上升而发生脑卒中。从脑卒中和心肌梗死的死亡人数看，冬季要比夏季高60%。

➕ 冬季谨防静电危害

冬季气候干燥，容易产生静电。例如皮肤和衣服、衣服和衣服之间摩擦，就会产生静电，家用电器也会产生静电。如果静电被人体吸收并积存，可能会影响心脏生理电流传导，并容易引发心律失常等。衣服和皮肤、衣服和衣服摩擦生出静电，突然之间容易让人紧张，进而使血压升高。所以高血压患者尤其要提防静电。衣物等尽量用纯棉或真丝制品，如纯棉内衣、纯棉被套和床单、真丝睡衣等。化纤衣物洗涤时可以用抗静电洗涤剂。如果长时间用计算机或被电器环绕，要勤洗脸、勤洗澡、勤换衣。电器不用时要拔掉电源插头，尽量远离电器。塑料梳子梳头也会产生静电，最好用木梳。赤脚行走、多喝水、用手摸墙等动作，都能释放体内静电。

➕ 少食多餐有利健康

如果条件许可，尽量少食多餐。离退休下来，或时间比较充裕，可以改成一天吃四五顿。越是少量多餐，血糖波动越少，血液甘油三酯波动就越少，胃负担越轻，有助于减肥。例如一天吃五顿饭，不是越吃越多，而是总量控制，少量多餐，有利于预防糖尿病、脂肪肝、高血脂。譬如说早饭的一部分在上午休息时吃，午餐的一部分在下午四五点钟吃，晚饭要吃得少一些，这样总能量就不多。

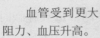 冬季血压失控的原因

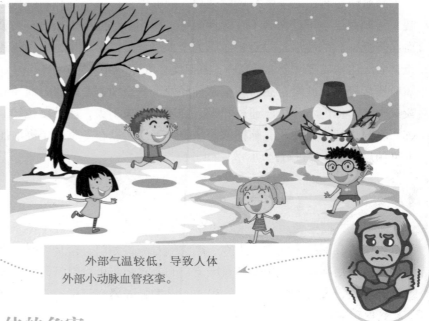

血管受到更大阻力、血压升高。

小动脉血管自行恢复，但时间久则会导致血管壁增厚。

外部气温较低，导致人体外部小动脉血管痉挛。

静电对人体的危害

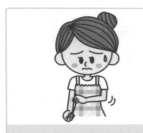

毛孔变大，皮肤干燥、红斑、皮肤瘙痒。

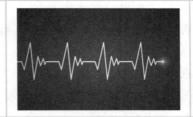

引起心律异常和心脏早搏。

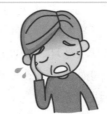

影响人的中枢神经，使人感到疲劳、烦躁、头痛。

防止静电并不难

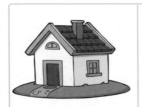

把手放墙上抹一下。

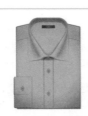

尽量不穿化纤材质的衣服。

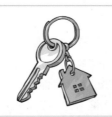

用小金属器件先碰触门把手等消除静电。

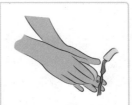

勤洗手、勤洗澡，消除体内聚集的静电。

➕ 冬季运动避清晨

高血压患者在冬季坚持体育运动，能够促进血液循环和新陈代谢，有助于防寒保暖、控制血压。不过患者不宜选择晨练。因为人体血压24小时都在波动，每天睡眠时血压降低，大约凌晨2～3点，血压为全天最低。清早醒来，血压迅速升高，清晨6～9点，血压达到或接近全天最高峰，甚至比夜晚还高40～50mmHg以上。这种现象被称为"血压晨峰"。此时，患者的交感神经处于兴奋中，心跳快，血压升高，再加上睡一夜没喝水，体内水分早已通过呼吸、排尿等丧失不少，血黏度也较高。如果还坚持晨练，容易引起心肌梗死、脑梗塞、脑出血等。所以在冬季时，高血压患者最好在每天上午10点后及下午进行运动。

➕ 高血压，冬季保暖要"四松"

保暖一方面要使用一些采暖设备，如采暖器、采暖炉等（冬季取暖要注意通风，注意安全）；另一方面要阻止冷、热空气对流，如门、窗是冷空气容易进入的地方，我们不妨使用封条，或用安装双层窗户的方式来防止冷空气的侵入和热空气的丢失。睡觉的时候，不妨增加床上垫的褥子，以增强隔离空气层，防止人体热量的散失，从而起到保暖的目的。

但在保暖的同时，衣裳也不宜穿得过于严实，否则容易引起血液循环不畅，引发血压升高，并诱发血栓等疾病。所以，患者冬季的衣着既要保暖防寒，也要"四松"。一要松表带，不要让表带紧贴皮肤；二要松鞋袜，鞋袜要宽松，如果过紧会阻碍足部血液循环，使血压升高；三要松裤带，裤带太紧容易使腹腔压力增大，妨碍腰部以下的血液循环；四要松衣领，颈部有影响血压变化的压力感受器官，衣领太小或领带、围巾系得太紧，容易压迫这处器官，产生心血管反射，使血压降低，心跳减慢，大脑就容易出现供血不足，患者容易晕厥。

💛 爱心提示

高血压患者，请远离冬泳

适合高血压患者的冬季运动有很多，如慢跑、体操等，但患者一般不宜选择冬泳。因为冬泳是在强冷环境下进行的运动项目，强冷刺激会使血管急剧收缩，引起血压剧烈波动，易生意外。即使个别患者的身体条件允许冬泳，也要减少运动强度，并最好进行科学训练。不过，患者可以进行冷水锻炼，如冷水洗脸、冷水洗脚、冷水擦身等，长期坚持，有助于增强血管弹性，调整血压。冷水锻炼要循序渐进，开始时水温也不宜过低，要给身体逐渐适应和过渡的时间。

✚ 冬季降压须谨慎

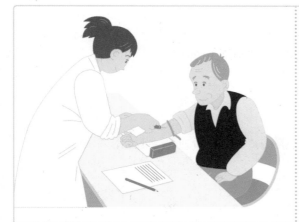

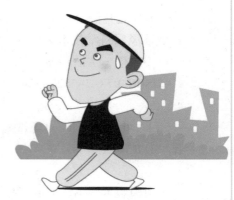

　　冬季时患者的血压会处于很不稳定的状态，此时更要遵循医嘱服药，不可因为一时的稳定血压而停药，以免导致血压大幅上升。

　　冬季时很多患者怕冷，鞋袜穿得都又厚又紧，这是错误的做法，会直接导致足部血液不流通，引起血压上升。

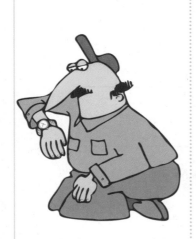

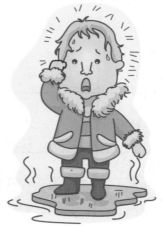

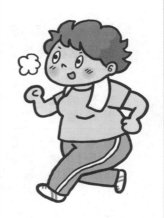

　　注意头部保暖，外出时应当尽量佩戴帽子、围巾等保暖衣物，不要使头部暴露在寒风当中。

　　户外运动时尽量不要佩戴手表，或者可以将手表表带调松，以免表带紧贴皮肤，影响血液循环。

　　腰带不宜过紧，特别是较胖的患者，否则很容易对腹部施加过多压力，从而导致局部血液循环不畅。

　　冬三月，此为闭藏。水冰地坼，无扰乎阳，早卧晚起，必待日光，使志若伏若匿，若有私意，若已有得，去寒就温，无泄皮肤，使气亟夺，此冬气之应，养藏之道也。

——《内经》

图书在版编目（CIP）数据

血压这样降最有效 / 温玉波，陈飞松主编 . — 南京
：江苏凤凰科学技术出版社，2014.3（2021.10 重印）
（含章·生活轻图典）
ISBN 978-7-5537-2240-5

Ⅰ . ①血… Ⅱ . ①温… ②陈… Ⅲ . ①高血压 – 防治
Ⅳ . ① R544.1

中国版本图书馆 CIP 数据核字（2013）第 261367 号

含章·生活轻图典

血压这样降最有效

主　　　编	温玉波　　陈飞松	
责 任 编 辑	樊　明　　葛　昀	
责 任 监 制	方　晨	

出 版 发 行	江苏凤凰科学技术出版社
出版社地址	南京市湖南路 1 号 A 楼，邮编：210009
出版社网址	http://www.pspress.cn
印　　　刷	天津旭丰源印刷有限公司

开　　　本	718 mm × 1 000 mm 1/16
印　　　张	13
字　　　数	177 000
版　　　次	2014 年 3 月第 1 版
印　　　次	2021 年 10 月第 2 次印刷

标 准 书 号	ISBN 978-7-5537-2240-5
定　　　价	45.00 元